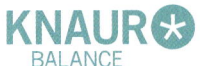

Dr. med. Mareike Awe

Wohlfühl-gewicht

Wie du dich vom Diät-Zwang befreist
und intuitiv deine Wohlfühlfigur erreichst

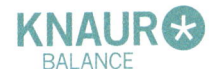

Die Wissenschaft ist im ständigen Wandel. Alle vorliegenden Informationen beruhen auf gründlicher Recherche der Autorin sowie ihrer umfassenden Erfahrung mit mehreren Tausend Teilnehmern. Ziel dieses Buches ist, eine einfache Lösung für das komplexe Ernährungsthema aufzuzeigen, wobei eine potenziell notwendige Betreuung durch einen Therapeuten hiermit nicht ersetzt werden soll. Alle Empfehlungen und Informationen sind von der Autorin und vom Verlag sorgfältig geprüft, dennoch kann keine Garantie übernommen werden. Jegliche Haftung der Autorin bzw. des Verlages und seiner Beauftragten für Gesundheitsschäden sowie Personen-, Sach- oder Vermögensschäden ist ausgeschlossen. Dieses Buch ersetzt keinen ärztlichen Rat und keine medizinisch oder psychologisch notwendige Behandlung – auch wenn, wie in diesem Fall, die Autorin selbst examinierte Ärztin ist.

Besuchen Sie Dr. med. Mareike Awe im Internet:
www.mareikeawe.de

Besuchen Sie uns im Internet:
www.knaur-balance.de

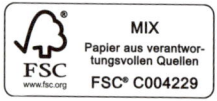
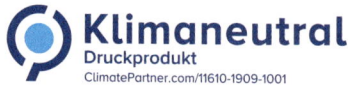

Originalausgabe Dezember 2019
© 2019 Knaur Verlag
Ein Imprint der Verlagsgruppe
Droemer Knaur GmbH & Co. KG, München
Alle Rechte vorbehalten. Das Werk darf – auch teilweise – nur mit
Genehmigung des Verlags wiedergegeben werden.
Co-Autor: Marc Reinbach
Lektorat: Lisa Bitzer
Covergestaltung: Isabella Materne
Coverabbildung: Autorinnenbild von Marc Reinbach
Hintergrund: Shutterstock.com
Innenteilabbildungen: Katti Dehdari,
Rahmen im Innenteil: Shutterstock.com / Milan M
Satz: Adobe InDesign im Verlag
Druck und Bindung: Uhl, Radolfzell
Dieses Buch wurde klimaneutral produziert.
ISBN 978-3-426-67582-3

2 4 5 3 1

Ich widme dieses Buch der Wohlfühlrevolution und jedem einzelnen Wohlfühlmenschen.

4 Emotionaler Hunger — 121

Woran erkennst du emotionalen Hunger? 124
Was braucht dein emotionaler Hunger wirklich? 127
Negative Emotionen lösen 130
Emotionalen Hunger mit der AWE-Formel lösen 139

5 Dein Körperbild — 145

Stell deine Filter neu ein 151
Erst annehmen, dann abnehmen 157
Weg mit der Waage 170
Die Angst vor der Gewichtszunahme 174
Vom Sport-Zwang zur Wohlfühlbewegung 178

6 Wie geht es jetzt weiter? — 183

Alles, was du brauchst, steckt in dir 183
Die Phasen des Lernens 187
Deine weitere Reise 192
Meine Überraschung für dich! 196

Danksagung — 197

Übersicht über alle Übungen — 199

Literaturverzeichnis — 201

Vorwort

Ich stehe völlig verzweifelt in meinem Zimmer und starre mein Spiegelbild an. Meine Jeans spannt bedrohlich am Knopf, und mein Bauch quillt über den Hosenbund. Frustriert kneife ich in meinen Hüftspeck, bevor ich mich einmal von jeder Seite im Spiegel betrachte. Es hilft nichts, kein Baucheinziehen, kein anderes Licht, keine noch so schmeichelhafte Pose.

Ich bin zu dick.

Seit Monaten versuche ich abzunehmen. »Verzicht« ist mein zweiter Vorname.

Jeden Morgen sage ich mir: Heute schaffe ich es! *Ich faste den ganzen Vormittag, trinke literweise Wasser und quäle mich eine Dreiviertelstunde bei maximaler Intensität auf dem Crosstrainer, bis ich vollkommen erschöpft bin und Kopfschmerzen habe. Früher oder später passiert es dann: Der Heißhunger überkommt mich. Ganz egal, wie sehr ich mich zusammenreiße oder ablenke. Ich kann an nichts anderes mehr denken außer:* **ESSEN!** *Mein Wunsch, etwas zu mir zu nehmen, lässt einfach nicht nach, bis ich irgendwann schwach werde. Alle Hemmungen fallen, und ich greife zu meiner Lieblingssüßigkeit.*

Schokolade.

Und danach? Danach fühle ich mich wie die größte Versagerin des Planeten, weil ich es wieder einmal nicht geschafft habe zu widerstehen. Je mehr ich verzichte, umso angespannter wird mein Essverhalten, und durch meinen unbändigen Heißhunger nehme ich immer weiter zu. Seit Monaten kreisen meine Gedanken nur noch um dieses Thema.

Auch am letzten Osterwochenende, das ich mit meiner Familie verbrachte, übte ich mich erneut in Verzicht. Ich ließ die Krokant-Ostereier an mir vorüberziehen, den ofenwarmen und lecker duftenden Karottenkuchen ebenso, und gönnte mir noch nicht einmal einen Klecks Bratensoße. Ich war so gut! So diszipliniert.

Vor einer halben Stunde kam ich dann nach Hause. Kaum hatte ich die Schuhe ausgezogen, war mein Heißhunger so groß, dass ich in mein Zimmer stürmte, in meiner Tasche nach den Schokoladen-Osterhasen suchte, die meine Mutter mir mitgegeben hatte, und gierig innerhalb weniger Minuten drei von ihnen aß.

Und jetzt stehe ich hier und fühle mich einfach nur furchtbar. Verzweifelt schaue ich meinem Spiegelbild in die verheulten Augen.
Du bist die größte Versagerin der Welt!, *denke ich.*

Schluchzend wende ich mich vom Spiegel ab und lasse mich auf den Laminatboden sinken. Ich vergrabe mein Gesicht in den Händen und wünsche mir, dass sich der Erdboden auftut und mich verschluckt. Der Jeansknopf drückt mir höhnisch in den Bauch. Wütend reiße ich ihn auf, dabei fällt mein Blick auf die goldene Alufolie der Osterhasen und die roten Bänder mit den Glöckchen, die um mich herum verstreut liegen. Mir wird schwindelig, wenn ich sehe, was ich alles in mich hineingestopft habe. Ich konnte einfach nicht damit aufhören, einen Schokohasen nach dem anderen auszuwickeln und hastig aufzuessen. Kein Wunder, dass ich so aussehe!, *denke ich.*

Und dann denke ich gar nichts mehr. Mir laufen Tränen der Enttäuschung über die Wangen, und ich fühle mich einfach nur schrecklich. Ich habe keine Kraft mehr für das alles. So wie es im Moment läuft, hat es keinen Sinn.

Ich will mein Leben zurück. Vor meinem inneren Auge ziehen all die schönen Momente vorbei, die ich in den letzten Monaten verpasst habe oder nicht genießen konnte, weil ich so beschäftigt mit mir, meinem Körper und meinem miserablen Essverhalten war. Mit einem dicken Kloß im Hals denke ich an die kommenden Monate und Jahre meines Lebens. Glasklar sehe ich mit einem Mal all die Augenblicke vor mir, die ich verpassen werde, wenn ich nicht endlich etwas in meinem Leben verändere.

Aus meiner Verzweiflung wird Wut, und ich verspreche mir an diesem Abend:

Ich werde dieses Thema für mich lösen!

1 Einleitung

Hast du manchmal das Gefühl, dass deine Gedanken häufig um das Thema Essen und um deine Figur kreisen? Denkst du vielleicht, dass du einfach nur zu undiszipliniert bist, um endlich dein Wunschgewicht zu erreichen? Ich kann das so gut nachempfinden, denn genauso fühlte ich mich jahrelang auch. Umso mehr freue ich mich, dass du auf dieses Buch gestoßen bist!

Ich habe eine wichtige Frage an dich: Wie würde es dir gefallen, wenn du dir keine Gedanken mehr über dein Essen und deine Figur machen müsstest? Wenn du ganz entspannt und ohne schlechtes Gewissen Eis mit Schlagsahne genießen könntest, während du dein absolutes Wohlfühlgewicht erreichst und hältst?

Wenn du jetzt spontan denkst: *Das wäre ein Traum – aber wie soll das funktionieren?*, ist dieses Buch genau das Richtige für dich. Es zeigt dir den Weg zu einem entspannten und gesunden Essverhalten und zu deinem natürlichen Wohlfühlgewicht. Einem Gewicht, das du langfristig und ohne Diäten halten kannst.

Du hast richtig gelesen: Vor dir liegt ein Weg. Eine Reise. Und in Wahrheit ist es mehr als nur eine Reise zu einem entspannten Essverhalten und zu deinem Wohlfühlgewicht.

Es ist eine Reise zu dir selbst.
Und dieses Buch ist dein ganz persönliches Reiseticket.

Es ist nicht deine Schuld

Bevor wir loslegen, möchte ich etwas ganz Wichtiges festhalten: Wenn du bisher keinen Erfolg beim Erreichen deines Wohlfühlgewichts hattest, dann ist das nicht deine Schuld! Es gibt da draußen tausend Theorien und Philosophien dazu, wie »die richtige Ernährung« aussieht. Jeden Tag werden wir in den sozialen

Medien, in Zeitschriften und in der Werbung mit unrealistischen Idealen und immer absurderen Abnehmkonzepten konfrontiert. Es ist also kein Wunder, wenn du verunsichert bist und das Gefühl hast, einfach nicht mehr hinterherzukommen.

Das Problem ist nur: Die Diät- und Schönheitsindustrie hat gar kein Interesse an deinem Erfolg. Sonst würden sie ja nichts an dir verdienen.

Wenn du befürchtest, dass du es niemals schaffen wirst, schlank und vor allem glücklich zu sein, möchte ich dir versichern: Du kannst das! Alles, was du brauchst, um dein Wohlfühlgewicht zu erreichen und zu halten, steckt bereits in dir. Du benötigst nur jemanden, der dir zeigt, wie du es schaffen kannst. Genau deshalb habe ich dieses Buch für dich geschrieben: **Ich will, dass du ab jetzt Erfolg hast.**

Ich möchte dir zeigen, wie einfach Essen sein kann und wie schön das Leben ist, wenn du dich erst einmal von all den unbewussten Überzeugungen und Ernährungsregeln befreit hast, die dein Essverhalten bislang belasten. Wir werden sie gemeinsam aufdecken und viele davon als vollkommen überflüssig und unsinnig entlarven. Denn den *einen* richtigen Weg, der für alle gleichermaßen passt und funktioniert, gibt es nicht. Jeder Stoffwechsel ist anders, und auch die Gründe, warum du dein Wohlfühlgewicht noch nicht erreicht hast, sind so individuell und einzigartig wie du selbst.

Aber wie soll ich dann essen, wenn alles individuell ist?, fragst du dich jetzt bestimmt. Ich habe eine gute Nachricht für dich: In diesem Buch helfe ich dir dabei, dein ganz persönliches Erfolgsrezept zu entdecken, mit dem du dich langfristig wieder rundum wohlfühlen kannst.

Das Spannende daran: Nicht *ich* habe es erfunden, sondern jemand, der sehr viel schlauer ist als ich.

Dein eigener Körper.

Ja, du hast richtig gehört, der Schlüssel zum Erfolg ist die Zusammenarbeit mit deinem Körper. Alles, was du brauchst, steckt bereits seit deiner Geburt in dir. Mit ein wenig Übung wird es dir bald gelingen, wieder auf die wahren Bedürfnisse deines Körpers zu hören. Wir stellen keine neuen Regeln auf, sondern finden gemeinsam heraus, wie du deinen Stoffwechsel optimal versorgst und mehr Energie verspürst und dadurch nebenbei dein persönliches Wohlfühlgewicht erreichst.

Für wen ist dieses Buch?

Wie du schon bemerkt hast, geht es in diesem Buch um mehr als dein Wohlfühlgewicht. Es geht darum, dass du ein entspanntes Essverhalten entwickelst, welches du ohne Diät oder Verzicht in jeder Situation deines Lebens umsetzen kannst. Ich möchte, dass du lernst, dich wieder pudelwohl in deinem eigenen Körper zu fühlen.

Dabei ist es ganz egal, ob du aktuell …
- mehr als dein Wohlfühlgewicht wiegst,
- ein gesundes Gewicht hast und dich trotzdem unwohl fühlst
- oder sogar weniger als dein Wohlfühlgewicht wiegst.

Es ist egal, ob du dich erst seit Kurzem unwohl in deinem Körper und mit deinem Essverhalten fühlst, oder ob du bereits den größten Teil deines Lebens mit Diäten und einem angespannten Essverhalten verbracht hast. Es ist auch nicht wichtig, an welcher Stelle deiner Reise du dich gerade befindest – ob du momentan verzweifelt bist und überhaupt nicht weißt, wie du jemals aus der Diätspirale ausbrechen sollst, oder ob du dich vielleicht schon mit intuitivem Essen und mentalem Training beschäftigt hast und bereits erste Aha-Momente hattest.

Dieses Buch wird dir die Augen öffnen und dir eine revolutionäre Herangehensweise an das Thema Essen und Wohlfühlen aufzeigen.

Falls du bereits mein Coaching-Programm *intueat* absolviert hast, meinen Podcast kennst und meine Instagram-Storys verfolgst, wird dir das eine oder andere bekannt vorkommen. Doch gerade wenn du schon Inhalte von mir kennst, weißt du auch, wie wichtig Wiederholung für deinen Erfolg ist, und wirst die Aufbereitung meiner Inhalte in Buchform auf eine vollkommen neue Art genießen können.

An dieser Stelle möchte ich aber auch sagen, in welchem Fall das Buch *nicht* das Richtige für dich ist. Das Buch ist nicht das Richtige für dich, wenn es dein Ziel ist, auszusehen wie das »perfekte«, heruntergehungerte Instagram-Model oder wie das muskelbepackte Covergirl eines Fitnessmagazins. Ich möchte dir dabei helfen, das für *dich* gesunde Körpergewicht und dein ganz persönliches Wohlgefühl zu entdecken und zu leben.

Was bedeutet überhaupt Wohlfühlgewicht?

Wahrscheinlich ist dir beim Lesen der ersten Seiten die Frage in den Sinn gekommen: *Was bedeutet eigentlich »Wohlfühlgewicht«?* Das ist eine durchaus berechtigte Frage, und es ist mir wichtig, dass du dieses Buch mit der richtigen Erwartungshaltung angehst.

»Wohlfühlgewicht« setzt sich aus zwei Wörtern zusammen, und das erste Wort ist: *wohlfühlen*. Das Wohlbefinden steht sogar an erster Stelle und ist der erste Schritt hin zum Wohlfühlgewicht. In diesem Buch wirst du erfahren, wie du deinen Körper wieder wertschätzen und lieben lernst, sodass du endlich Frieden schließen kannst und der ewige Kampf ein Ende hat. Das ist nämlich eine wichtige Voraussetzung für den zweiten Teil: dein *Gewicht*.

Mithilfe der in diesem Buch beschriebenen Methoden des intuitiven Essens und des mentalen Trainings kannst du das Gewicht erreichen, das für deinen Körper optimal ist. Bei diesem Gewicht hat dein Körper die für ihn ideale Verteilung von Fett, Muskeln und Wasser, damit dein Stoffwechsel bestmöglich funktionieren kann. Studien zeigen, dass Menschen, die sich intuitiv ernähren, einen niedrigeren BMI haben und sich wohler fühlen als Menschen, die nicht intuitiv essen.[1, 2]

Aus meiner persönlichen Erfahrung und aus der Erfahrung mit mehreren Tausend *intueat*-Teilnehmerinnen weiß ich, dass das Gewicht, welches sich durch intuitives Essen einstellt, bei den meisten Menschen tatsächlich niedriger ist als das aktuelle Gewicht, welches sie durch langjähriges Diäthalten oder durch unbewusstes Essen erreicht haben. Natürlich ist der Gewichtsverlust sehr individuell. Ich habe Teilnehmerinnen, die bis zu vierzig Kilo abnehmen, aber auch Teilnehmerinnen, die zuvor bereits ihr Idealgewicht hatten, aber ihr Gewicht nun endlich entspannt halten können. Wenn du weniger wiegst als dein Idealgewicht, du also untergewichtig bist, wirst du durch intuitive Ernährung tendenziell zunehmen und ein für dich gesundes Gewicht erreichen.

Das Wohlfühlgewicht ist übrigens keine feste Zahl auf der Waage, sondern vielmehr eine Gewichts-Spannbreite, die für deinen Körper gesund ist. Auch bei natürlich schlanken Menschen schwankt das Gewicht je nach Lebensumständen um etwa fünf Kilo mehr oder weniger. Dabei ist es wichtig, die »natürlich schlanken Menschen« nicht mit den »unnatürlich schlanken Menschen« zu verwechseln, die im ständigen Diätwahn leben. Auf diese Menschen gehe ich im nächsten Kapitel noch einmal genauer ein.

Ich kann dir aus Erfahrung sagen, dass es nicht viel bringt, dir über die Zahl, die auf der Waage erscheinen soll, im Vorfeld Gedanken zu machen, weil du dich dadurch mental verkrampfst und Anspannung und Stress in dein Essverhalten bringst. Ich persönlich war sehr überrascht, dass ich damals durch die in diesem Buch beschriebenen Methoden zehn Kilo abnahm, da ich nicht damit gerechnet hätte, dass das Idealgewicht meines Körpers tatsächlich so niedrig ist. Aber ich kann dich beruhigen: Solange du keine Körperbildstörung hast (mit der wir uns im

Kapitel »Dein Körperbild« beschäftigen), wirst du intuitiv spüren, wenn du bei deinem Idealgewicht angekommen bist. Du wirst dich wohlfühlen und das Gefühl haben, genau richtig zu sein, wenn du dich im Spiegel anschaust.

Falls es irgendwann in deinem Leben eine Zeit gab, in der du ohne Diät und Zwang natürlich schlank warst und dich rundum wohlgefühlt hast, kann es gut sein, dass du damals dein Wohlfühlgewicht hattest. Wichtig ist, dass du verstehst: Dein Körper wird das für dich optimale Gewicht ganz von selbst finden. Wie schnell das abläuft, hängt von verschiedenen Faktoren ab. Zum Beispiel davon, wie lange du vorher schon Diäten gehalten hast, wie stressig deine aktuellen Lebensumstände sind, wie sehr du dich auf die mentalen Übungen und auf deinen Fortschritt einlassen kannst und welche hemmenden Glaubenssätze und Gewohnheiten dich eventuell davon abhalten, intuitiv zu essen. Ich habe Coaching-Teilnehmerinnen, die nach wenigen Wochen ihr Wohlfühlgewicht erreicht haben, und andere, bei denen es Monate oder sogar Jahre dauert.

Auf die Frage »Wie schnell erreiche ich mein Wohlfühlgewicht?« kann ich daher nur entgegnen: Ist das wirklich wichtig? Denn wenn du dich mit jedem Tag wohler fühlst, wird Abnehmen nicht mehr das Ziel, sondern ein Nebeneffekt sein, über den du nicht nachdenken musst. Das klingt im Moment vielleicht noch völlig unvorstellbar für dich, aber lass dich einfach überraschen. Du wirst begeistert sein, wie gut es sich anfühlt!

Das Geheimnis der natürlich schlanken Menschen

Ich sitze in der Mensa vor einem großen Teller Salat. Ohne Dressing natürlich. Dazu gibt's Schwarzbrot mit einer Scheibe Käse ohne Butter. Mir gegenüber haben meine Kommilitonen Lisa und Marc

Platz genommen, beide wie auch ich Medizinstudenten – und unverschämt schlank.

»Ich liebe Schnitzel-Montag!« Marcs Augen leuchten, als er seinen Teller betrachtet. Darauf liegen zwei riesige panierte Schnitzel, daneben ein Berg Pommes mit Mayonnaise.

Lisa gönnt sich eine große Portion mit Käse überbackener Gemüselasagne und als Dessert einen Schokopudding mit einem gigantischen Klecks Sahne darauf.

Das ist echt unfair, *denke ich und kaue lustlos auf meinem Salat herum, der ohne Dressing nach nichts schmeckt.* Lecker … *Nachdem ich den Salat und das Käsebrot aufgegessen habe, bleibt mein Blick an Lisas Lasagne hängen.* Mein Gott, sieht die köstlich aus. Mir läuft das Wasser im Mund zusammen. Wie der geschmolzene Käse an den Lasagneschichten heruntertropft … Reiß dich zusammen, Mareike!, *ermahne ich mich gerade in Gedanken, als Lisa ihr Besteck zur Seite legt und sich genüsslich dem Schokopudding zuwendet.*

»Willst du das nicht mehr essen?«, frage ich empört und deute auf die Lasagne.

»Neee, das schaffe ich nicht mehr. Aber wenn du willst, iss gern den Rest.« Lisa schiebt ihren Teller zu mir rüber und steckt sich einen Löffel Schokopudding in den Mund.

Ich setze meine Mineralwasserflasche an und trinke einen halben Liter auf einmal. Mein Magen füllt sich, und ich fühle mich zumindest halbwegs gesättigt, aber natürlich keineswegs zufrieden. Nein, Mareike, das isst du nicht, *bete ich mein Mantra herunter.* Du hast gestern Abend um 22:00 Uhr eine komplette Tafel Schokolade und davor vier Käse-Vollkornbrote verschlungen.

Ich schaue neidisch zu Lisa, die versonnen ihren Pudding löffelt und davon offensichtlich nicht ein halbes Gramm zunimmt. Ich möchte auch entspannt und gelassen all das essen können, worauf ich gerade Lust habe. Es ist einfach nur unfair!

Ich recherchiere noch am selben Abend im Internet, was es mit diesen natürlich schlanken Menschen auf sich hat, und entdecke in wissenschaftlichen Studien den Ernährungsansatz des intuitiven

Essens. Intuitiv zu essen bedeutet, beim Essen nicht auf Diätregeln, sondern auf die Bedürfnisse des eigenen Körpers zu hören. Es bedeutet, so zu essen wie natürlich schlanke Menschen. Ich denke an Lisa und Marc. Das sind solche intuitiven Esser!

Ich erinnere mich in diesem Moment daran, dass ich in meiner Kindheit und Jugend auch so gegessen habe wie die beiden – und schlank war. Da will ich unbedingt wieder hinkommen! Ich bin hellauf begeistert und vertiefe mich in unzählige Bücher und Studien zum Thema intuitives Essen. Ich verstehe: Diäten können langfristig überhaupt nicht funktionieren, da sie gegen unseren Körper arbeiten, anstatt mit ihm zusammen.

Kommt dir die Szene aus der Mensa bekannt vor? Dieser neidische Blick auf Menschen, die anscheinend alles essen können, was sie wollen, und dabei nicht zunehmen? Menschen, die sich keinen Kopf darüber machen, wie viel sie wiegen, und trotzdem oder vielleicht gerade deshalb schlank sind? Das Geheimnis natürlich schlanker Menschen ist, dass sie noch in Verbindung zu den intuitiven und natürlichen Bedürfnissen ihres Körpers stehen. Sie essen bei Hunger und hören auf, wenn sie satt sind. Egal, was die Uhrzeit oder der neueste Diättrend dazu sagen. Sie essen genau das, was ihr Körper braucht. Und dabei sind und bleiben sie schlank.

Die gute Nachricht lautet: Auch du kannst das! Alles, was du dafür brauchst, steckt bereits in dir, und zwar seit deiner frühesten Kindheit.

Hast du schon einmal versucht, ein kleines Baby zu füttern, das jedoch absolut keinen Hunger hatte? Ich weiß noch genau, wie sich meine kleine Schwester damals sträubte, als ich versuchte, sie zu füttern. Ich war sechs Jahre alt und sie noch ein Baby. Mit ihren kleinen Händen wehrte sie den Löffel, den ich ihr vor den Mund hielt, immer wieder ab und drehte ihr süßes, rundes Gesicht weg. Wenn ich es dann doch mit meinem Löffel in ihren Mund schaffte, spuckte sie den Babybrei anschließend einfach wieder aus und gluckste. Es war echt anstrengend. Irgendwann war der Karottenbrei zur Freude meiner Mutter überall, außer im Magen meiner Schwester.

Na gut, dachte ich damals und gab auf. *Anscheinend hat sie keine Lust.*

Kleine Kinder wissen meistens ganz genau, was sie brauchen und wann sie genug haben. Wenn du dich im Restaurant umschaust, wirst du auf Kindertellern viel häufiger Reste finden als auf Erwachsenentellern, weil Kinder meistens aufhören zu essen, wenn sie satt sind. Manchmal schon nach einer kleinen Portion.

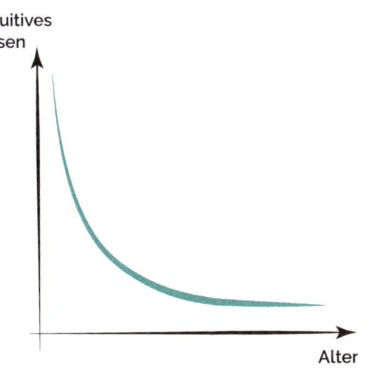

Je älter Menschen werden, umso geringer ist der Anteil derer, die beim Essen noch auf ihre Intuition hören. Wie du in der Skizze siehst, behält nur ein geringer Teil der Menschen das natürliche Essverhalten bei.

Bestimmt kennst auch du Regeln wie »Iss deinen Teller leer, sonst gibt es morgen schlechtes Wetter!«, »Vermeide Kohlenhydrate!« oder »Diäten machen schlank.«. Leider haben all diese Regeln etwas gemeinsam: Sie arbeiten in den meisten Fällen gegen die natürlichen Hunger- und Sättigungssignale deines Körpers. Denn entweder isst du aufgrund irgendwelcher Regeln chronisch zu viel, oder du isst zu wenig und bekommst irgendwann Heißhunger. In Studien konnte mittlerweile gezeigt werden, dass elterlicher Druck im Kindesalter, essen zu müssen und dabei nicht wählerisch sein zu dürfen, ein gestörtes Essverhalten bei Jugendlichen verursacht.[3]

Übrigens erleben manche Frauen in der Schwangerschaft noch einmal ganz spontan intuitive Impulse des Ungeborenen und spüren starke Gelüste nach genau den Nährstoffen, die ihr Körper gerade benötigt. Auch dann, wenn es Rollmops mit Apfelmus oder Wiener Würstchen mit Sahne ist.

Und wie bereits erwähnt haben Ernährungswissenschaftler herausgefunden, dass Menschen, die sich intuitiv ernähren, einen niedrigeren BMI haben und zufriedener mit ihrem Körper sind.[4, 5]

Bei der Beobachtung von natürlich schlanken Menschen und während der Analyse verschiedenster Studien zum intuitiven Essen fiel mir immer wieder auf, dass sich intuitive Esserinnen unbewusst an vier simple Grundsätze halten, die ich dir im Folgenden vorstellen möchte.[6, 7, 8]

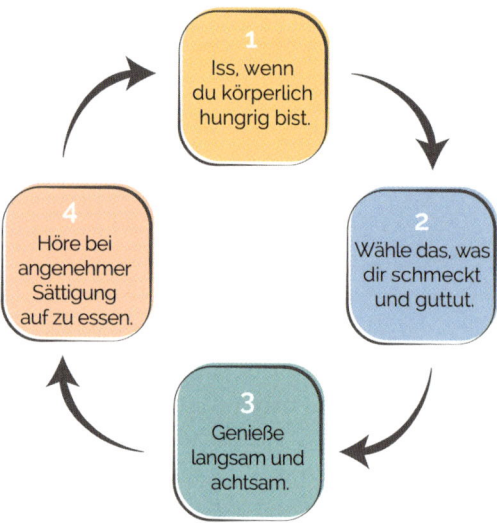

Wenn du dir die Grundsätze einmal ansiehst, erkennst du, dass sie eine Sache gemeinsam haben: Sie fordern dich auf, auf deinen Körper und seine Bedürfnisse zu hören.

Und genau das ist der Clou. Indem natürlich schlanke Menschen auf die Bedürfnisse ihres Körpers hören, müssen sie nicht verzichten, widerstehen, hungern, sündigen und sich anschließend schlecht fühlen. Sie treffen von innen heraus richtige und gesunde Entscheidungen. Sie essen genau das, was sie wollen, und sind trotzdem schlanker und logischerweise auch zufriedener als Menschen, die sich beim Essen ständig zurückhalten.[9] Sie haben keinen Heißhunger und spüren intuitiv, wann sie genug haben – zum Beispiel nach einer Dreiviertelportion Lasagne anstelle einer ganzen.

Ja und?, denkst du jetzt vielleicht. *Ich bin kein schlanker Mensch, also kann ich auch nicht essen wie einer!* Das dachte ich damals auch – bis ich das mentale Training entdeckte.

Dein Wohlfühlgewicht beginnt im Kopf

Meine ersten Versuche, intuitiv zu essen, gehen erst mal ordentlich in die Hose, da ich »intuitiv« Schokolade esse. Und zwar die ganze Tafel und nicht nur einen Riegel. Das frustriert mich ungemein. Wie kann das sein? Wieso kann ich Schokolade nicht in Maßen genießen, so wie natürlich schlanke Menschen es tun?

In meinem Medizinstudium erfahre ich, dass mein Verhalten zum größten Teil von meinem Unterbewusstsein gesteuert wird, und beginne, mich intensiv mit mentalem Training zu beschäftigen. Ich probiere verschiedene Techniken aus, um meine unbewussten Gewohnheiten zu verändern, werde mein eigenes Versuchskaninchen und spreche mir mentale Trainings als Audiodateien ein, die ich täglich anhöre. Und es scheint zu klappen. Denn je mehr ich übe, umso entspannter wird mein Essverhalten. Es ist einfach unglaublich!

Dann, nach ein paar Wochen, mache ich die Probe aufs Exempel. Ich sitze am Esstisch meiner Studentenwohnung, ein großes Glas Nuss-Nugatcreme steht vor mir. Mutig schraube ich den Deckel ab und schaue in das Inneres des Glases, in dem die dunkle Creme verlockend glänzt. Heute ist Tag fünf meines Nuss-Nugat-Creme-Experiments, und nachdem es die letzten Tage immer besser lief, habe ich eine Ahnung, dass es heute klappen könnte. Ich setze ein Kreuzchen auf meiner Checkliste: Achtsamkeits-Audio gehört – check! Dann wende ich mich wieder dem Glas zu.

Ich atme einmal tief durch und nehme dann den langstieligen Löffel, um vorsichtig eine kleine Portion der Creme aus dem Glas zu fischen. Ich schaue die Löffelspitze an und rieche daran. Der schokoladig nussige Geruch, der mir von gestern in Erinnerung geblieben ist, ist kaum noch wahrzunehmen. Es riecht stattdessen eher etwas säuerlich. Ich rümpfe die Nase. Komisch.

Mal testen, wie es schmeckt. Vorsichtig probiere ich eine halbe Löffelspitze des Brotaufstrichs. Er schmeckt süß. Klebrig. Und künstlich. Meine Zunge klebt am Gaumen fest, und in meinem Mund zieht sich alles zusammen. Es widerstrebt mir, noch ein weiteres Gramm zu essen. Ich lege den Löffel weg, ohne die restliche Nuss-Nugatcreme darauf gegessen zu haben, schraube den weißen Plastikdeckel auf das Glas und stelle es in den Küchenschrank. Den Löffel mit dem übrig gebliebenen Brotaufstrich halte ich noch einige Minuten nachdenklich in der Hand, lege ihn dann jedoch endgültig zur Seite. Ich bin sicher: Ich will nicht mehr.

Unfassbar. Es funktioniert tatsächlich!

Der vielleicht wichtigste Faktor, der zum Erreichen deines Wohlfühlgewichts beiträgt und mit dem sich dieses Buch von vielen anderen Ernährungskonzepten unterscheidet, ist: Dein Wohlfühlgewicht beginnt nicht auf dem Teller, sondern im Kopf. Profisportler wissen das schon lange und nutzen mentales Training effektiv, um große Erfolge zu erzielen. So gut wie jeder erfolgreiche Sportler hat heutzutage nicht nur einen Physiotherapeuten für den Körper, sondern auch einen Mentaltrainer für den Kopf.

Eine spannende Studie zeigt den unglaublichen Effekt, den mentales Training auf die Leistung von Menschen haben kann.[10] Bei der Untersuchung wurden Basketballspieler zufällig in drei Gruppen aufgeteilt:
- Gruppe A trainiert täglich zwanzig Minuten das Körbewerfen mit einem Basketball.

- Gruppe B ist die Kontrollgruppe und trainiert überhaupt nicht.
- Gruppe C trainiert nur *mental*, also visualisiert täglich zwanzig Minuten den perfekten Wurf, ohne einen Basketball auch nur anzufassen.

Nach vier Wochen kam es zu folgendem Ergebnis:
- Gruppe A verbesserte ihre Leistungen um 24 Prozent.
- Gruppe B verbesserte sich erwartungsgemäß nicht signifikant.
- Gruppe C verbesserte sich unglaublicherweise um 23 Prozent, zeigte also fast genau dieselbe Verbesserung wie Gruppe A.

Seitdem ich vor sieben Jahren anfing, mentales Training für mich zu nutzen, haben sich nicht nur mein Körper und mein Essverhalten verändert. Meine gesamte Lebensqualität ist heute viel höher als damals. Das mentale Training hat entscheidend dazu beigetragen, dass du dieses Buch in den Händen halten kannst, und ich kann es kaum erwarten, dir die ersten Übungen zu zeigen, die dir helfen werden, deine Gewohnheiten zu verändern.

Aber was ist mentales Training überhaupt? Unter dem Begriff fasse ich all die Techniken zusammen, die dir helfen, alte, hemmende Gewohnheiten loszulassen und neue, positive Überzeugungen aufzubauen beziehungsweise Dinge wiederzuentdecken, die bereits seit deiner Geburt in dir sind. Dabei nutze ich Prinzipien und Übungen aus den Bereichen Verhaltens- und Ernährungspsychologie, Meditation, Achtsamkeitslehre, NLP (Neurolinguistisches Programmieren)[11], EFT(Emotional Freedom Techniques), Hypnose und Coaching.

Ich werde im Laufe des Buches immer wieder auf die wichtige Rolle zu sprechen kommen, die deine mentale Einstellung auf dem Weg zum Wohlfühlgewicht einnimmt, und dabei auch auf die Funktion und Wirkungsweise des Mentaltrainings eingehen. In jedem Kapitel gebe ich dir einfache, aber sehr effektive

Übungen an die Hand, die sich aus kleinen Meditationen sowie Visualisierungs- und Achtsamkeitsübungen zusammensetzen. Du kannst sie auch dann anwenden, wenn du dich bisher noch nie mit mentalem Training beschäftigt hast. Sie sind ein wichtiger Schlüssel zu deinem Erfolg. Am Ende des Buches findest du eine Übersicht über alle Übungen, die ich in die einzelnen Kapitel eingebaut habe.

Im Medizinstudium habe ich gelernt, dass über 90 Prozent der Dinge, die wir täglich tun und denken, von unserem Unterbewusstsein gesteuert werden.[12] So wie wir nicht bewusst darüber nachdenken, wie wir unsere Schuhe binden oder Fahrrad fahren, ist auch unser Essverhalten das Resultat von unbewussten Gewohnheiten. Diese Gewohnheiten sind Nervenbahnen im Gehirn, die du dir wie Trampelpfade vorstellen kannst: Je häufiger du sie gehst, umso fester werden sie. Und mein Schoko-Trampelpfad war damals anscheinend ziemlich festgetrampelt.

Zum Glück ist das Gehirn in der Lage, sich zu verändern, neue Verbindungen einzugehen und alte Pfade zu verlassen. Das mentale Training ist dabei ausgesprochen hilfreich, denn es unterstützt dich dabei, neue Wege einzuschlagen und die alten Trampelpfade zuwuchern zu lassen.

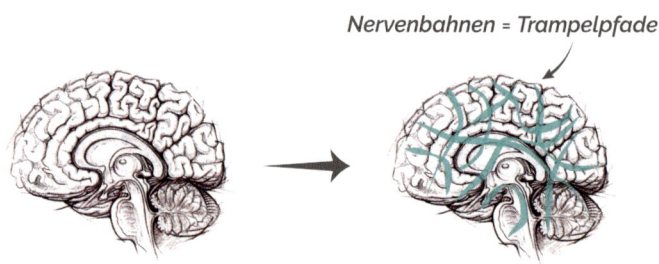

Nervenbahnen = Trampelpfade

Der Prozess des Neubildens von Trampelpfaden nennt sich **Neuroplastizität.** Es gibt einige angeborene Trampelpfade wie zum Beispiel diejenigen, die für deinen Herzschlag, deine Atmung und deine Verdauung zuständig sind. Andere Trampelpfade hast du erst im Laufe deines Lebens aufgebaut, beispielsweise für »Schuhe binden«, »Schoko-Gelüste« oder »Auto fahren«.

Glücklicherweise sind die Nervenbahnen, die du für dein Wohlfühlgewicht benötigst, bereits seit deiner Geburt vorhanden. Du hast dir nur abgewöhnt, auf sie zuzugreifen. Mithilfe des mentalen Trainings wird dir genau das wieder gelingen, und du wirst deine Essgewohnheiten endlich langfristig umstellen können.

Wieso gerade ich?

Möglicherweise hast du dich schon gefragt, warum gerade ich dich auf deinem Weg begleiten sollte. Diese Frage ist berechtigt, denn es gibt so viele selbst ernannte Ernährungsexperten, dass du vermutlich keine Ahnung mehr hast, wem du vertrauen kannst und was du überhaupt noch essen darfst. Low Carb, aber bitte vegan, selbstverständlich ohne Fett und ohne Zucker und am besten nur roh. Nun ja … Wer will sich bitte nur von einem rohen Salatkopf ohne Dressing ernähren? Versteh mich nicht falsch, ich bin überzeugt davon, dass gesunde Ernährung wichtig ist. Aber leider bieten die meisten Ernährungskonzepte nur sehr oberflächliche Ansätze mit viel zu vielen Verboten und Regeln, die niemand langfristig durchhalten kann, weil sie die psychischen Faktoren einfach ausklammern und zudem auch noch gegen deinen Körper arbeiten.

Also, wer bin ich? Ich möchte mich dir kurz vorstellen: Ich bin Dr. med. Mareike Awe – für dich selbstverständlich einfach nur Mareike. Ich bin Ärztin, und es ist mein größtes Anliegen, dir zu helfen. Denn es gelang mir selbst jahrelang nicht, eine Lösung für das konfliktbeladene Thema »Essen« zu finden und mein Wohlfühlgewicht zu erreichen – vom Halten desselben ganz zu schweigen. Das machte mich furchtbar unglücklich, wie du auf den ersten Seiten erfahren hast.

Ich möchte dir gern erzählen, was mit mir passiert ist, seitdem ich angefangen habe, die Prinzipien umzusetzen, die du im Laufe dieses Buches kennenlernen wirst.

Die Erkenntnis, dass ich meinem Körper vertrauen kann, ist für mich ein absoluter Durchbruch. Dank des mentalen Trainings entspannt sich mein Essverhalten zunehmend, und ich fange tatsächlich an, wie natürlich schlanke Menschen zu essen. Ich fühle mich immer wohler in meinem Körper und habe viel mehr Energie – ich entwickle sogar Freude am Laufen. Es gibt für mich nichts Schöneres, als ohne Zwang und voller Lebendigkeit bei Sonnenschein über die Düsseldorfer Rheinbrücken zu joggen.

Es ist ein wunderschönes Gefühl, so frei zu sein! Ganz nebenbei nehme ich zehn Kilo ab, aber das ist mir in diesem Moment gar nicht so wichtig. Viel wichtiger ist mir, dass ich mich in meinem Körper endlich wohlfühle und mein Leben wieder genießen kann. Ich fühle mich, als wenn mein gesamtes Leben ein neues Level erreicht hätte, weil ich diese dunkle Diät-Gewitterwolke hinter mir gelassen habe und endlich erkennen kann, wie schön mein Leben ist!

Eine Sache ist für mich sofort klar: Ich muss anderen Menschen in derselben Situation helfen – als Ärztin fühle ich mich sogar dazu verpflichtet. Ich verspüre den tiefen Wunsch, dass die Welt von meinen Erkenntnissen erfährt. Voller Enthusiasmus fange ich an, das intuitive Essen jedem beizubringen, den ich treffe – kostenlos natürlich. Der Erste ist ein Taxifahrer, der meinen Vortrag mit einer Mischung aus Erstaunen und Belustigung aufnimmt und anschließend brav mit mir beim Chinesen intuitives Essen übt.

Als mein Freund Marc mitbekommt, dass ich anderen von meinen Erkenntnissen berichte und wie die meisten darauf reagieren, weiß er: Das hat Potenzial. Denn er hat meine unglaubliche Transformation miterlebt. Wir beide wissen, dass es da draußen noch viel mehr Menschen mit verkrampftem Essverhalten und »Figurproblemen« gibt.

Gemeinsam stellen wir eine erste Testgruppe mit zehn Teilnehmerinnen zusammen – mit dabei sind Freunde, Bekannte und

Krankenschwestern, denen ich mentale Audio-Trainings einspreche und mentale Übungen beibringe. Die Erfolge sind derart überwältigend, dass wir von der Heinrich-Heine-Universität Düsseldorf beim Ideenwettbewerb ausgezeichnet werden und das Life-Science-Center uns mit Räumlichkeiten unterstützt.

Noch während unseres Studiums gründen wir das Unternehmen intuMIND. Wir wollen Menschen zu mehr Gesundheit und Wohlbefinden verhelfen und arbeiten Tag und Nacht an unserer Mission. Sie lautet: »Gesundheit von innen für jeden. Wir erschaffen die Wohlfühlrevolution.«

In den letzten vier Jahren haben wir dank unseres mittlerweile zwanzigköpfigen Teams mehreren Tausend Menschen mit unserem Coachingprogramm intueat zu einem entspannten Essverhalten und zu ihrem Wohlfühlgewicht verholfen. Unsere Teilnehmerzufriedenheit liegt bei rund 95 Prozent, und das macht mich extrem glücklich, denn ich sehe, dass wir mit unserer Arbeit wirklich etwas bewegen. Mittlerweile haben wir verstanden, dass wir eine große Aufgabe haben: die Menschen vom Diät- und Abnehmwahn befreien und mit unserer Wohlfühlrevolution zu einer neuen Denkweise rund um das Thema Essen, Körper und Wohlfühlen beitragen.

Neben meiner Arbeit mit meinen Teilnehmerinnen habe ich unzählige Bücher und Studien analysiert sowie ein komplettes Medizinstudium inklusive Doktorarbeit erfolgreich abgeschlossen. Ich habe viele Weiterbildungen absolviert, bin zertifizierte Ernährungsmedizinerin und Hypnotiseurin. Und ich bin davon überzeugt: Jeder kann es schaffen!

Wie du dir vielleicht vorstellen kannst, haben mich die letzten Jahre viel Energie und Nerven gekostet. Ich weiß um den Mut, den dieser Weg erfordert, und auch um die Stolperfallen. Denn ich habe die Transformation am eigenen Leib erfahren und sie bei meinen Teilnehmerinnen intensiv mitgefühlt und miterlebt.

Ich wünsche mir für dich, dass du aus den Lektionen, die ich auf meiner eigenen Reise und in der Arbeit mit meinen Teilnehmerinnen gemacht habe, lernen kannst. Ich bin sehr stolz und dankbar, dass du dieses Buch in den Händen hältst, und freue mich auf die kommenden Seiten, die wir gemeinsam erleben werden.

Eine Sache ist klar: Ich möchte nicht dein Guru sein. Ich möchte dich nicht missionieren und dir ein weiteres Diätprogramm eintrichtern. Ich will dich vielmehr dazu ermutigen, *ohne* Ernährungspläne und vor allem ohne Vorschriften langfristig dein Wohlfühlgewicht zu erreichen und zu halten. Ich möchte nicht, dass du auf *mich* hörst, sondern dass du lernst, auf *dich* zu hören. Ich will dir die Kraft zurückgeben, selbst über dein Essverhalten und dein Wohlbefinden zu bestimmen. Nichts anderes wird auf Dauer funktionieren, davon bin ich überzeugt.

Wir haben eine aufregende Reise vor uns, und es ist mir ein großes Anliegen, dass du mir vertraust. An der einen oder anderen Wegkreuzung wirst du dich vielleicht fragen, ob wir hier wirklich richtig sind. Du darfst mir glauben: Ich habe gelitten, geweint, gehungert und gegessen – ich weiß, wie sich das anfühlt.

Noch wichtiger, als dass du mir vertraust, ist jedoch, dass du lernst, *dir selbst* wieder zu vertrauen. Nur du weißt, was gut für dich ist. Wenn du daran gerade noch Zweifel hast, ist das ganz normal – du wirst schon bald verstehen, was ich damit meine.

Wie dieses Buch aufgebaut ist

Wie du mittlerweile weißt, ist es meine große Mission, möglichst vielen Menschen dabei zu helfen, sich wieder rundum wohl in ihrer Haut zu fühlen. Als Ärztin hatte ich dafür zwei Optionen. Die erste war, eine wissenschaftliche Arbeit zum Thema »Intuitives Essen« zu schreiben. Die wäre zwar unter Kollegen angesehen gewesen, aber für Menschen, die wirklich etwas verändern möchten, ziemlich schwer zu verstehen – und außerdem sterbenslangweilig zu lesen. Die zweite Option war, etwas zu schreiben, das nicht nur leicht verständlich ist, sondern auch jedem Nicht-Mediziner dabei hilft, mit ganz einfachen Mitteln große Erfolge zu erzielen.

Für mich war schnell klar: Ich möchte meinen Fokus auf deinen Erfolg legen und meinen medizinisch-wissenschaftlichen Anspruch hintanstellen, um das ganze Buch so verständlich wie nur möglich zu gestalten. Das bedeutet, dass ich mich vor allem auf den Lesefluss und die Umsetzbarkeit konzentriert habe. Nichtsdestotrotz habe ich hier und da einige wissenschaftliche Studien und Fachartikel mit einer kleinen hochgestellten Zahl markiert. Im Anhang des Buches findest du die Quellen, auf die ich mich beziehe.

Wenn ich im Verlauf des Textes von *Leserinnen* spreche, schließe ich natürlich auch alle männlichen Leser mit ein. Für die leichtere Lesbarkeit und aus der Erfahrung, dass dieses Buch wahrscheinlich weitaus mehr Frauen lesen werden, habe ich mich für die weibliche Form entschieden.

Um dir das Thema »Wohlfühlgewicht« auf verständliche und unterhaltsame Weise näherzubringen, orientiert sich die Strukur des Buches an unserem Wohlfühlmännchen »Intu«. Im Laufe der Buchkapitel wirst du die einzelnen Elemente von Intu näher kennenlernen.

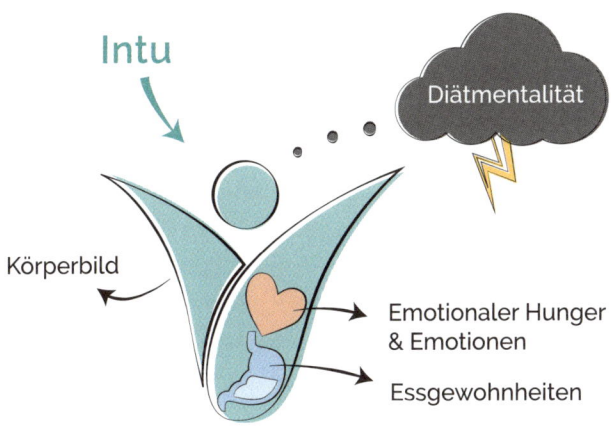

Warum schwebt über Intu eine dunkle Gewitterwolke? Ganz einfach, weil diese Wolke die **Diätmentalität** symbolisiert, die deinen Erfolg bedroht und dein Leben verdunkelt. Mittlerweile konnte nachgewiesen werden, dass Diäten langfristig tatsächlich nicht zum Erfolg führen und sogar eine Gewichtszunahme bewirken können.[13] In Kapitel 2 setzen wir uns intensiver mit dem Thema auseinander, und du lernst, wie du dich von deinen hinderlichen Denkgewohnheiten befreist, um neue, intuitive Gewohnheiten zu entwickeln, die dir zum Erfolg verhelfen.

Wie du siehst, besitzt Intu einen kleinen Magen, der für deine **Essgewohnheiten** steht. In Kapitel 3 wirst du lernen, wie du die vier Grundsätze des intuitiven Essens konkret umsetzt, um so zu essen wie natürlich schlanke Menschen. Ich gebe dir meine besten Tipps an die Hand, damit du das intuitive Essverhalten mit Leichtigkeit in dein Leben integrierst. Du wirst begeistert sein, denn das Ganze macht Spaß, und du musst auf nichts verzichten – nie wieder!

Ein häufiger Grund, aus dem wir zu viel essen, ist der **emotionale Hunger**, der durch Intus Herz symbolisiert wird und den wir in Kapitel 4 behandeln. Oft sind vor allem Süßigkeiten oder bestimmte Lebensmittel, sogenanntes Spaßessen, mit starken Gefühlen verbunden. Ich kann mich zum Beispiel noch genau daran erinnern, dass ich als Kind immer die Tüten meiner Mutter nach Leckereien durchsuchte, wenn sie vom Einkaufen zurückkam. Im Fernsehen sah ich Werbefilme, die mir »knackig-kühle Vollmilchschokolade« oder »die zarteste Versuchung, seit es Schokolade gibt« versprachen. Am Anfang fand ich es einfach nur aufregend, alle möglichen Süßigkeiten zu probieren. Im Laufe der Jahre merkte ich dann aber, dass diese Lebensmittel in mir ein wohliges Gefühl auslösten, wenn ich mich gerade traurig oder einsam fühlte oder mich langweilte. Für mich gehörte zu einem Abend auf der Couch die Schokolade irgendwann einfach dazu – ich konnte nicht mehr ohne. Sie war für mich zum dauerhaften Trostpflaster und zur Unterhaltung bei Langeweile geworden, und ich fühlte mich ihr hilflos ausgeliefert. Die Lebensmittelindustrie nutzt diese Bedürfnisse aus und verknüpft in ihrem Marketing diese Art von Lebensmitteln mit positiven Emotionen. Das Problem daran: Wir verlernen, mit unseren wahren Gefühlen und Bedürfnissen umzugehen, da wir sie durch das Essen unterdrücken. Dadurch entfernen wir uns immer weiter von uns selbst. Essen wird zu unserer »Glücksdroge« und lässt uns weiter zunehmen. Deshalb ist es wichtig, dass du lernst, emotionalen Hunger als solchen zu erkennen und auf eine gesunde Art und Weise mit deinen Emotionen umzugehen.

Kommen wir zu Intus Körper, der für das **Körperbild** steht. Ich bin mir ziemlich sicher, du hast schon einmal diesen Gedanken gehabt: *Ich bin einfach zu dick.* Das Problem daran: Das, was du über dich denkst, ziehst du unbemerkt in dein Leben. Es wird zu deiner Realität. Früher oder später sorgst du dafür, dass du deinen Körper auf »Dicksein« programmierst. Du kannst dir negative Gedanken über deinen Körper wie einen Samen vorstellen, den du in dein Gehirn einpflanzt. Dieser Samen wächst und gedeiht, allerdings wird keine schöne Pflanze daraus, sondern Unkraut. Es sorgt dafür, dass du dich dick und unwohl fühlst und ungünstige Essgewohnheiten entwickelst, die dazu führen können, dass du zunimmst. Ich zeige dir in Kapitel 5, wie du diese hinderlichen Denkmuster aufdeckst und in Zukunft nur noch positive Gedanken säst, aus denen wunderschöne Wiesenblumen wachsen.

Selbsttest: Welcher Essenstyp bist du?

Durch die Arbeit mit Tausenden Menschen ist mir über die Jahre immer klarer geworden, dass nicht jeder mit den gleichen Herausforderungen zu kämpfen hat. Ich habe vier unterschiedliche Essenstypen entwickelt, die ich dir im Folgenden vorstellen möchte. Was denkst du: Zu welchem Essenstyp gehörst du?

1. Der Kugelfisch-Typ (Diäthaltende Esserin)

Der Kugelfisch ist mal dünn, mal kugelrund – wie ein Diäthaltender, der in die Jo-Jo-Falle tappt. Mit dem Jo-Jo-Effekt haben früher oder später fast alle Diäthaltenden zu kämpfen – vielleicht auch du. Du versuchst, dein Essverhalten mit Regeln, Verboten und Kontrolle einzuschränken, und bist immer auf der Suche nach der perfekten Lösung für dein Gewichtsproblem. Da über 90 Prozent aller Diäten langfristig scheitern, befindest du dich in einem wahren Diät-Teufelskreis, der nach dem Jo-Jo-Effekt von Neuem beginnt.

Als Kugelfisch-Typ sind die folgenden Kapitel für dich besonders spannend:

- Kapitel 2: Vom Diät-Ich zum Wohlfühl-Ich
- Kapitel 3: Die vier Grundsätze der intuitiven Ernährung
- Kapitel 5: Dein Körperbild

2. Der Schildkröten-Typ (Emotionale Esserin)

Die Schildkröte trägt einen dicken Schutzpanzer, genau wie die emotionale Esserin. Stress, Langeweile, Trauer oder Unzufriedenheit: Als emotionale Esserin greifst du zu Nervennahrung und Seelentröstern, um dich für kurze Zeit besser zu fühlen. Du kompensierst mit Essen emotionale Bedürfnisse, dabei weißt du selbst, dass

dieses Verhalten langfristig unglücklich macht. Für dich werden die folgenden Kapitel einen großen Unterschied machen:
- Kapitel 3: Die vier Grundsätze der intuitiven Ernährung
- Kapitel 4: Emotionaler Hunger

3. Der Blauwal-Typ (Unbewusste Esserin)
Der Blauwal schwimmt mit offenem Mund durch den Ozean. Alles, was ihm in die Quere kommt, wird verschlungen, oftmals ohne es zu merken. Dadurch landet nicht bloß tonnenweise Nahrung in seinem Bauch, sondern auch ganz schön viel unnützes Zeug, das ihm den Magen verstimmt – so wie der unbewussten Esserin auch.
Du isst häufig, ohne darüber nachzudenken, ob du gerade überhaupt Hunger hast. Vielleicht gibt es feste Uhrzeiten, zu denen du deine Mahlzeiten einnimmst, vielleicht isst du grundsätzlich deinen Teller leer, weil es sich so gehört oder weil du nicht weiter darüber nachdenkst. Als unbewusste Esserin gehörst du zu den Menschen, die ihre Körpersignale oftmals nicht beachten. Echten körperlichen Hunger oder Sättigungsgefühle nimmst du eher selten wahr. Die folgenden Kapitel werden dir besonders gut weiterhelfen:
- Kapitel 3: Die vier Grundsätze der intuitiven Ernährung
- Kapitel 5: Dein Körperbild

4. Wohlfühlmensch-Typ (Intuitive Esserin)
Als Wohlfühlmensch-Typ achtest du darauf, dass dir die Lebensmittel, die du zu dir nimmst, schmecken und guttun. Du isst langsam und bewusst – eben wie eine wahre intuitive Esserin. Du beginnst deine Mahlzeiten bei körperlichem Hunger und beendest sie bei angenehmer Sättigung. Essen aus emotionalem Hunger

kommt bei dir selten vor. Du lebst im Einklang mit deinen natürlichen Körpersignalen und fühlst dich pudelwohl dabei. Du kannst in allen Kapiteln des Buches noch einmal Bestärkung oder neue Ideen für dein Wohlfühl-Essverhalten finden!

Na? Erkennst du dich in einem der vier Typen wieder? Möglicherweise hast du auch bemerkt, dass du eine Mischung aus mehreren Typen bist. Super! Mit dieser Erkenntnis bist du während der kommenden Kapitel noch achtsamer in Bezug auf hemmende Verhaltensweisen, die du jetzt vielleicht noch an den Tag legst.

Falls du dich nicht auf Anhieb in eine der vier Kategorien einteilen konntest, ist das auch kein Problem. Das Wissen darüber, zu welchem Essenstyp du gehörst, ist keine Voraussetzung für das weitere Lesen. Wenn du es dennoch herausfinden möchtest und noch mehr Tipps für deinen Essenstyp erfahren möchtest, hilft dir mein interaktiver Selbsttest, mit dem du anhand von wenigen einfachen Fragen herausfinden kannst, zu welcher Kategorie du gehörst und was genau dich momentan noch am meisten am Erreichen deines Wohlfühlgewichts hindert.

Als Buchleserin kannst du den interaktiven Selbsttest kostenfrei in deinem Buch-Bonus-Bereich unter **www.mareikeawe.de/buch-bonus** absolvieren.

Wir sind nun am Ende der Einführung angekommen. Du kennst meine Geschichte und das Ziel, das ich mit diesem Buch und mit meiner Arbeit für dich verfolge. Ich kann es nicht erwarten, dir zu zeigen, wie einfach es sein kann, sich beim Thema »Essen« und im eigenen Körper wieder rundum wohlzufühlen. Also lass uns loslegen!

2 Vom Diät-Ich zum Wohlfühl-Ich

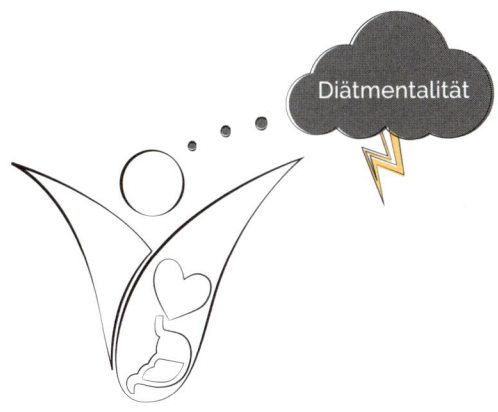

Unruhig tigere ich im Wohnzimmer meines Elternhauses auf und ab. Es ist vier Uhr nachmittags, und ich habe Lust auf Essen, obwohl ich eigentlich gar nichts essen sollte.

Ganz ruhig bleiben, Mareike, sage ich mir. Weil die Unruhe in mir aber nicht weniger wird, entscheide ich schließlich: Lass uns einfach etwas Gesundes essen.

Ich öffne den Kühlschrank und konzentriere mich darauf, die Nusstorte und die Tortellini vom Vortag auszublenden. Das landet jetzt auf gar keinen Fall in meinem Magen, denn es ist Frühsommer, und ich habe mir fest vorgenommen, bis zum Urlaub endlich meine Bikinifigur zu erreichen.

Ich nehme einen Salatkopf aus dem Gemüsefach und schneide mir dazu eine halbe Gurke in Scheiben. Noch auf dem Weg zum Esstisch schiebe ich mir gierig die ersten Gurkenscheiben in den Mund und trinke anschließend an unserem großen Holztisch sitzend ein großes Glas Mineralwasser. Bereits nach den ersten paar Salat-

blättern macht sich Unzufriedenheit in mir breit. Ich atme tief durch. Mareike, Salat und Gurke sind gut für dich, *sage ich mir immer wieder in Gedanken und esse mit wachsendem Widerstand eine Gurkenscheibe nach der anderen. Mein Magen fühlt sich bereits gefüllt an, aber ich möchte trotzdem noch etwas essen … nur kein Grünzeug mehr.*

Ich räume den restlichen Salat wieder zurück in den Kühlschrank und trinke noch bei offener Kühlschranktür die halbe Flasche Orangensaft leer, die ich entdeckt habe. Ups. Das war so nicht geplant … naja, Orangensaft ist ja irgendwie auch gesund. Davon wird man nicht dick, und ich habe heute ja noch nichts gegessen außer Salat und Gurke.

Richtig satt bin ich trotzdem nicht. Mein Magen ist prall gefüllt, aber ich bin immer noch ziemlich unzufrieden. Außerdem ist mir nach dem halben Liter eiskalten O-Saft kalt.

Ich schaue nach draußen. Die Sonne scheint. Vielleicht hilft ein wenig Ablenkung. Ich schlüpfe in meinen Bikini und gehe nach draußen auf die Terrasse. Sommer ist großartig! Ich gucke mich nach einem Liegestuhl um, den ich auf den Rasen tragen kann. Währenddessen erblicke ich mein Spiegelbild in der großen Terrassentür und denke erschrocken: Verdammt, Mareike! Das wird aber noch eine Menge Arbeit bis zur perfekten Bikinifigur.

Als ich kurz darauf mit meiner Zeitschrift in der Sonne liege, kneife ich mir deprimiert in die Oberschenkel und pikse in meinen Hüftspeck und den Bauch. Ich nehme mir fest vor: Heute werde ich nicht mehr schwach.

Im selben Moment wandern meine Gedanken zum Süßigkeitenschrank im Wohnzimmer, und ich spüre den Heißhunger auf all die verbotenen Leckereien, die sich darin befinden. Schokokekse … das wäre jetzt so gut! NEIN, Mareike! Reiß dich zusammen!

Ich versuche, an etwas anderes zu denken und die Sonne zu genießen, und schaue mir zur Motivation die perfekten Frauenkörper in der Zeitung an. Leider hilft das überhaupt nicht. Meine Gedanken landen immer wieder bei den Schokokeksen. Der Drang, etwas zu essen, wird größer, und ich sehe mich schon einen Schokoladenkeks nach dem anderen schlemmen. Ich kann an nichts anderes mehr denken. Mir läuft das Wasser im Mund zusammen.

Nein. Ich werde nicht schwach werden. Dieses Mal nicht, *denke ich*. Vielleicht finde ich im Schrank ja auch etwas Gesundes … Nüsse? Nüsse sind sehr gesund!

Und ehe ich weiter darüber nachdenken kann, sitze ich in meinem sonnengelben Bikini auf dem kalten Wohnzimmerboden vor dem Süßigkeitenschrank und inhaliere eine Handvoll Nüsse. Mit unruhigen Händen durchsuche ich den Schrank nach weiteren gesunden Dingen. Als ich die Schokokekse entdecke, denke ich: Einer ist sicher kein Problem. *In der nächsten Sekunde habe ich ihn gegessen, ohne ihn wirklich genossen zu haben.* Scheiße – ich bin schwach geworden. Jetzt ist es eh zu spät. *Und dann stopfe ich mir gierig drei Schokokekse auf einmal in den Mund. Ohne darüber nachdenken zu können, esse ich halb panisch, halb gierig die restliche Packung Schokokekse.*

Mein Magen spannt, mir ist schlecht, und ich fühle mich hundeelend. Verzweifelt und enttäuscht von mir selbst werfe ich mich aufs Sofa, und mir kommen die Tränen …

Vielleicht hast du dich wie mein 18-jähriges Ich selbst gerade inmitten der Kekskrümel sitzen sehen, während du, ohne etwas zu schmecken – geschweige denn zu genießen –, einen Schokokeks nach dem anderen verschlingst. Dann kannst du sicher nachvollziehen, wie ich mich in diesem Moment gefühlt habe.

Möglicherweise kam dir in den Sinn: *Ich habe zwar schon einige Diäten hinter mir, aber so verzweifelt war ich noch nie!*

Oder du dachtest: *Bei mir ist es eigentlich noch viel schlimmer. Ich bin so gefrustet von den ganzen Diäten, die ich andauernd mache, dass ich überhaupt keine Lust mehr habe, mich mit meinem Körper auseinanderzusetzen.*

Diätfrust hat viele Gesichter. Manchmal arbeitet er ganz subtil und unbemerkt in unserem Unterbewusstsein, manchmal lähmt er uns so offensichtlich, dass es wehtut. Damit du herausfinden kannst, wie ausgeprägt dein Diätfrust ist, habe ich einen kleinen Selbsttest für dich entwickelt. Wichtig ist, dass du beim Ausfüllen komplett ehrlich zu dir bist – denn nur wer sich selbst erkennt, kann wirklich etwas ändern.

Selbsttest: Wie ausgeprägt ist deine Diätmentalität?

Setze ein Kreuz bei den Symptomen, die auf dich zutreffen.
- Meine Gedanken kreisen häufig am Tag um das Thema Essen.
- Ich denke mehrmals pro Woche über meine Figur nach und sorge mich um mein Gewicht.
- Ich vergleiche meine Figur mit den Figuren anderer.
- Ich wiege mich mehrmals pro Woche, weil ich Angst habe, zuzunehmen.
- Ich habe das Gefühl, meinem Körper nicht vertrauen zu können.
- Ich verbiete mir besonders kalorienhaltige Lebensmittel.
- Ich unterdrücke oft mein Hungergefühl.
- Wenn ich eine Zeit lang diszipliniert gegessen habe, fühle ich mich gut.
- Es wäre für mich sehr schlimm, fünf Kilo zuzunehmen.
- Ich probiere neue Diättrends aus, weil ich hoffe, dadurch abzunehmen.
- Ich mache Sport mit dem Ziel, mein nicht optimales Essverhalten zu rechtfertigen.

Je mehr Kreuzchen du gesetzt hast, desto stärker bist du noch in der Diätmentalität gefangen. Aber keine Sorge: Gemeinsam werden wir das Thema für dich auflösen!

Ich möchte dir eine detailliertere Abbildung unserer Diät-Gewitterwolke zeigen, die das Dilemma mit den Diäten in meinen Augen ganz gut erklärt: der Diätfrust-Teufelskreis. Er besteht typischerweise aus drei Phasen und kann sich über Wochen ziehen, bis er sich schließt, oder aber im Laufe eines Tages gleich mehrmals auftreten.

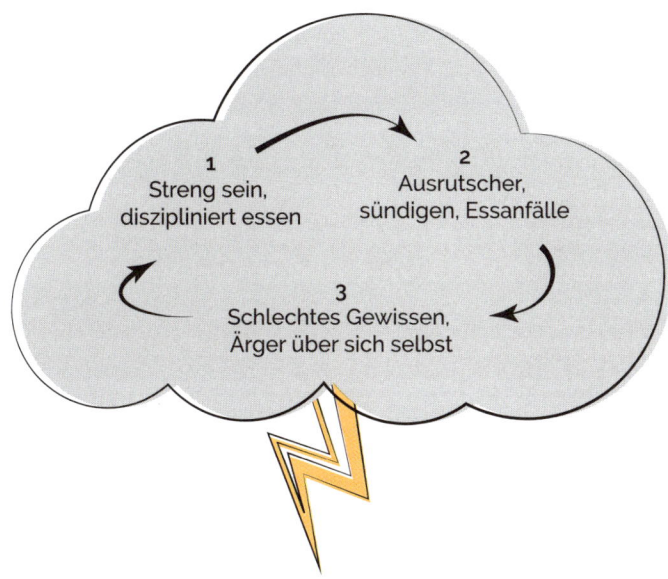

Phase 1: Streng sein, diszipliniert essen
Du hast entschieden, dass du abnehmen willst und dafür weniger, gesünder oder anders essen möchtest. Am Anfang läuft es super, und du fühlst dich stark. Endlich hast du den Schlüssel gefunden, der dich schlank und schön werden lässt! Du schöpfst Hoffnung, dass du es dieses Mal schaffen wirst, dein Wunschgewicht zu erreichen, und bereitest dich innerlich darauf vor, diszipliniert zu sein.

Phase 2: Ausrutscher, sündigen, Essanfälle
Irgendwann – manchmal nach wenigen Stunden, manchmal auch erst nach einigen Wochen oder Monaten – ist der Zeitpunkt gekommen: Du brichst deine guten Vorsätze. Vielleicht ist es nur ein Löffel Pudding, vielleicht aber auch gleich eine ganze Tafel Schokolade. In deinem Kopf legt sich ein Schalter um. Vermutlich denkst du: *Jetzt ist es sowieso egal!,* und isst einfach weiter. Der Vorsatz, dass du ab morgen wieder Diät halten wirst, bestärkt dich in dem Wunsch, heute all das zu essen, was du dir bald wieder verbieten wirst.

Phase 3: Schlechtes Gewissen, Ärger über sich selbst
Irgendwann holt dich deine Vernunft wieder ein. Vielleicht direkt nach dem ersten Schokoriegel, möglicherweise aber auch erst nach wochenlang wiederkehrenden Essanfällen oder unkontrolliertem »Über-die-Stränge-Schlagen«. Du ärgerst dich über die Fehler, die du gemacht hast, und bekommst ein schlechtes Gewissen.

Das führt dich zurück in Phase 1, denn du entscheidest, dass es so nicht weitergehen kann. Du startest einen erneuten Versuch, dich zu disziplinieren. Vielleicht möchtest du dich ab jetzt nach einem minutiös getakteten Diätplan richten oder entscheidest dich, noch weniger, noch gesünder oder ganz anders zu essen. Zum Beispiel abends die Kohlenhydrate wegzulassen oder eine Schokoladen-Fastenzeit einzulegen. Eventuell lässt du dich dabei von neuen Trends inspirieren, oder du machst es auch auf deine ganz persönliche Art. Sicher ist dabei leider nur eines: Der nächste »Ausrutscher« wird kommen, und der führt dich wieder in Phase 2 …

Weshalb kommt dieser Teufelskreis vielen Menschen so bekannt vor, und warum schaffen wir es nicht, uns einfach mal eine gewisse Zeit lang zu disziplinieren?

Auf der anderen Seite: Warum gibt es Menschen, die sich gar

nicht an Diätregeln halten und zu viel und vor allem die falschen Dinge essen, ohne zuzunehmen? Wieso ernähren sich manche eine Zeit lang unglaublich gesund, aber das mit dem Wohlfühlgewicht will trotzdem nicht klappen? Ich verrate es dir – und zwar indem ich dir die Mechanismen der Diätmentalität näherbringe.

Warum Kalorienzählen und Diäten nicht funktionieren

Was ist diese Diätmentalität eigentlich? Es handelt sich dabei um die Überzeugung, dass man nur mit einem von außen geplanten Kaloriendefizit, bestimmten Essensregeln oder Produkten der Diätindustrie abnehmen kann.

Wenn ich im Laufe dieses Buches von Diäten spreche, dann meine ich den krampfhaften Versuch, deinen Körper durch diese äußeren Regeln zu manipulieren und gegen deine Körpersignale zu arbeiten. Ein erster Schritt in Richtung eines Lebens fernab von Diäten ist die Erkenntnis, dass dich die Diätmentalität langfristig deinem Ziel nicht näher bringen wird, sondern sogar zu schweren gesundheitlichen und psychischen Problemen führen kann. Das hat diverse Gründe, die ich dir kurz erklären möchte.

Diäten arbeiten gegen dein Unterbewusstsein

Saßt du schon einmal vor einem Stück Käsesahnetorte, und dein Verstand wusste genau: *Das hat zu viele Kalorien!;* doch da war diese andere, viel lautere Stimme in dir, die rief: *Iss es!* – und diese lautere Stimme hat letztendlich gewonnen? Dann hast du schon am eigenen Leib erfahren, warum Verzicht langfristig nicht funktionieren kann. Lass mich dir erklären, weshalb das so ist.

In der Einleitung hast du bereits gehört, dass über 90 Prozent deiner täglichen Handlungen unbewusst stattfinden und nur weniger als 10 Prozent bewusst. Der amerikanische Professor für Psychologie Jonathan Haidt hat dafür eine sehr schöne Metapher gefunden: Du kannst dir dein Unterbewusstsein wie einen Elefanten und dein Bewusstsein wie den Reiter auf dem Elefanten vorstellen.

Wenn sich der Reiter nach links bewegen will und der Elefant nach rechts, dann geht es ... richtig, nach rechts! Der Elefant ist nämlich viel stärker als der Reiter.

Jetzt wird es spannend: Deine Essgewohnheiten werden (wie auch deine Atmung und dein Herzschlag) von einem sehr alten Teil deines Gehirns reguliert, dem sogenannten Hirnstamm und dem limbischen System, die auf der Abbildung grün markiert sind.[1,2] Diese überle-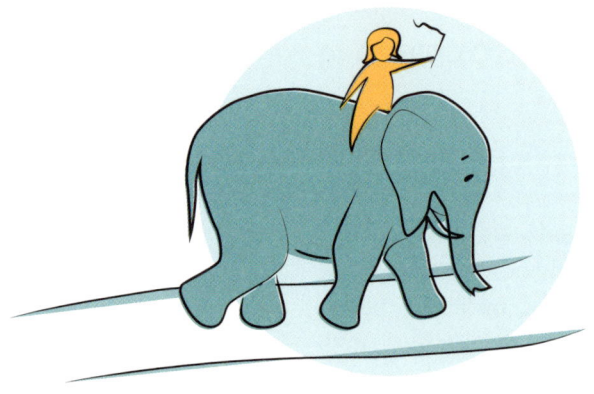
benswichtigen Prozesse werden unbewusst gesteuert.
Das bedeutet, dass dein Elefant die Überhand über deine Essgewohnheiten hat.

Diäten hingegen richten sich an den bewussten Verstand. Kalorienberechnung und Willenskraft finden nämlich im modernen Teil deines Gehirns statt, dem sogenannten Telencephalon (in der Abbildung gelb markiert).[3, 4] Das bedeutet, dass Diäten nicht die Sprache deines Elefanten sprechen, welcher im entscheidenden Moment das Kommando übernimmt – nämlich dann, wenn du vor der Käsesahnetorte sitzt. Der Reiter ist viel schwächer als der Elefant. Der einzige Weg, um Erfolg zu haben, ist, wenn der Reiter lernt, die Sprache des Elefanten zu sprechen und mit ihm zusammenzuarbeiten, anstatt gegen ihn zu kämpfen.

In der Einleitung habe ich bereits von der Macht des mentalen Trainings gesprochen. Mithilfe des mentalen Trainings kannst du als Reiter Kontakt zu deinem Elefanten aufnehmen und mit vereinter Kraft auf das Ziel zugehen, das du erreichen willst: dein Wohlfühlgewicht.

Die Sprache deines Elefanten unterscheidet sich von der deines Reiters. Während der Reiter, also dein Bewusstsein oder dein rationaler Verstand, Worte nutzt, kommuniziert der Elefant, also dein Unterbewusstsein, in Bildern und Gefühlen.

Wenn du bei einer Diät zum Beispiel denkst: *Ich sollte nicht so viel essen,* hast du das Bild im Kopf, wie du mit schlechtem Gewissen zu viel isst. Dein Elefant macht sich dann munter daran, dieses Bild umzusetzen. Das ist ungefähr so, als würde ich zu dir sagen: *Denk nicht an die Farbe Blau.* Welche Farbe hast du dann vor Augen? Richtig: Blau.

Umgekehrt kannst du diesen Mechanismus jetzt, wo du ihn kennst, natürlich für dich nutzen, indem du dir künftig positive und wertschätzende Gedanken zu deinem Körper und deinem Essverhalten machst und an dein Ziel denkst anstatt an das, was du *nicht* willst. Das mentale Training und die Übungen, die dich in diesem Buch erwarten, sind eine hilfreiche Unterstützung dabei.

Wie du weißt, trainieren auch Sportler ihren Elefanten mithilfe von mentalem Training. Statt aktiv immer wieder selbst von der Sprungschanze oder mit dem Gleitschirm vom Berg zu springen, nutzen Spitzensportler die Kraft ihrer Gedanken, um die präzisen Abläufe eines perfekten Sprungs in ihrem Gehirn zu festigen, um sie unter Wettkampfbedingungen mühelos abrufen zu können. Bei dieser Art des mentalen Trainings werden dieselben Hirnregionen aktiviert, als würde der Sportler die Handlungen physisch ausführen.

Dein Gehirn kann nämlich nicht zwischen echten Erlebnissen und Dingen, die du dir intensiv vorstellst, unterscheiden. Allein der Gedanke an eine stressige Situation (wie zum Beispiel Verzicht und Diät) kann dazu führen, dass verschiedene Hormone ausgeschüttet werden – denn dein Körper will sich auf das vorbereiten, was passieren wird oder auch nur passieren könnte.[5] Demzufolge reicht es sogar aus, nur an eine Diät oder eine Gewichtszunahme zu *denken,* um eine körperliche Stressreaktion in dir hervorzurufen.

Diäten lösen nicht die Wurzel des Problems

Übergewicht ist häufig nur ein Symptom von tiefer liegenden Ursachen. Du kannst dir dein Diätverhalten so vorstellen, als ob du bei Zahnschmerzen aufgrund einer entzündeten Wurzel immer wieder zu einer Schmerztablette greifst. Statt den entzündeten Nerv zu behandeln, löst du mit der Schmerztablette nur kurzfristig und oberflächlich das Symptom. Wenn die Ursache für dein Gewichtsproblem ein emotionaler Konflikt oder Selbstablehnung ist, löst du dieses Problem nicht durch eine Diät. Mehr noch, Studien zeigen, dass Diäten selbst ein Risikofaktor für emotionales Essen sind, also für das Essen aus anderen Gründen als echtem körperlichem Hunger.[6] Erinnere dich noch einmal an den Diätfrust-Teufelskreis mit seinen drei Phasen:

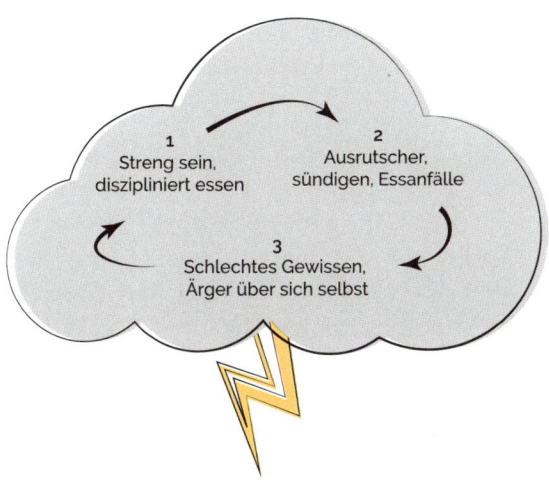

Ich kann aus eigener Erfahrung bestätigen, was die Studien zu diesem Thema herausgefunden haben: Meine Diäten endeten irgendwann *immer* in Frustration und Unzufriedenheit. Weil ich mich in meinen Diätphasen so schlecht fühlte, aß ich kurz darauf noch mehr und nahm immer weiter zu. Daraufhin versuchte ich, noch strikter Diät zu halten, und kam aus dem Kreislauf nicht mehr heraus, bis ich irgendwann zehn Kilo mehr wog als zu Beginn. Ich kenne viele Frauen, die nicht nur zehn Kilo, sondern weitaus mehr zunahmen, nachdem sie ihre Diät abgebrochen haben. So wäre es mir vermutlich auch ergangen, wenn ich nicht irgendwann mein Verhalten verändert hätte.

Diäten lassen sich nicht immer umsetzen

Hattest du schon einmal feste Diätvorsätze, die spätestens im Urlaub beim All-you-can-eat-Buffet oder bei der abendlichen Cocktailparty scheiterten? Glaub mir, damit bist du nicht allein, und es ist nicht dein Versagen. Schuld sind die unflexiblen Diätregeln. Auf Reisen, in Stressphasen oder in Urlauben ist es manchmal einfach zu anstrengend, diszipliniert im Diätmodus zu bleiben – und schon hast du verloren. Du siehst, wann immer sich dein Essverhalten nur unter bestimmten, oder eher *perfekten* äußeren Bedingungen umsetzen lässt, wird es äußerst schwierig, am Ball zu bleiben.

Die Diätmentalität arbeitet gegen deinen Körper

Ein weiteres Problem der Diätmentalität ist, dass sie durch verschiedene Mechanismen gegen deinen Körper arbeitet. Wenn du ein künstliches Kaloriendefizit erzeugst und weniger isst, als dein Körper benötigt, werden früher oder später Kompensationsmechanismen in Gang gesetzt, die zu einem verstärkten Hungergefühl führen. Dein Körper hat nun nämlich Angst vor einer Hungerperiode und möchte sich wappnen. Außerdem wird sich dein Stoffwechsel verlangsamen, wenn du längere Zeit nicht ausreichend Nahrung zu dir nimmst.[7, 8, 9] Du fühlst dich dadurch matt und träge – vielleicht sogar latent depressiv. Du hast keine Lust, dich zu bewegen, und bist schnell abgeschlagen und müde.

Wie das genau abläuft und warum das so ist, erkläre ich dir im kommenden Kapitel.

Dein Körper ist schlauer als jede Diät

Als Ärztin kann ich dir eines bestätigen: Dein Körper ist ein wahres Wunder! Während du diese Zeilen liest, gehen in deinem Inneren unzählige Prozesse vonstatten. Du bemerkst sie nicht, weil dein Körper sie ganz von allein für dich regelt.

Seitdem du geboren wurdest, schlägt dein Herz für dich – rund einhunderttausend Mal an jedem einzelnen Tag. Deine Lungen atmen in der Minute etwa fünfzehn Mal, ohne dass du es überhaupt wahrnimmst oder dich daran erinnerst, geschweige denn berechnen musst, welche Menge Luft in diesem Augenblick passend für dich ist, um deine Körperzellen mit ausreichend Sauerstoff zu versorgen.

In jedem deiner Augen gibt es ca. 116 Millionen Fotorezeptorzellen, die die verschiedenen Lichteinstrahlungen bündeln und über unzählig komplizierte Signalwege dafür sorgen, dass in deinem Gehirn ein buntes Bild von deiner Umwelt entsteht. Dieses Bild ist so umfassend und detailliert, dass dein Verstand nur einen winzigen Bruchteil davon wahrnehmen kann, weil du sonst von den Reizen überflutet werden würdest.

In deinem Blut schwimmt eine riesige Armee von Abwehrzellen, die an verschiedenen Stellen deines Körpers patrouillieren und bei Bedarf zum Einsatzort geschickt werden, um dich vor Fremdkörpern und Erregern zu beschützen, die dir schaden könnten.

Deine Zellen sind dank unzähliger, unterschiedlicher Hormone und Signalstoffe in der Lage, miteinander zu kommunizieren – entweder direkt oder über das Blut oder über Nervenbahnen.

Ich könnte stundenlang so weiterschwärmen. Wenn ich ehrlich bin, kam ich mir zu Beginn des Medizinstudiums wie Harry Potter in seinem ersten Jahr in Hogwarts vor. Ich lernte so viele spannende Dinge über meinen Körper, die für mich bis heute an Magie grenzen, weil sie derart brillant und bis auf die kleinste Mikromolekül-Ebene aufeinander abgestimmt sind.

Was ich dir damit sagen will: Dein Körper leistet an jedem einzelnen Tag mehr für dich, als du dir vorstellen kannst, und du bist dir dessen noch nicht einmal bewusst. Seit deiner Geburt ist dein Körper für dich wie ein perfekt gestimmtes Instrument, das dir ermöglicht, dieses Leben in allen Tonlagen und mit all deinen Sinnen zu erfahren. Ohne deinen Körper wärst du nicht hier. Du kannst ihm vertrauen. Wäre das nicht so, könntest du nicht eine Sekunde lang darüber nachdenken, was du morgen anziehen willst, weil du dir nämlich nicht sicher wärst, ob dein Herz weiterschlägt, wenn du aufhörst, bewusst daran zu denken.

Genauso wie du nicht über deinen Herzschlag oder deine Atmung nachdenken musst, musst du im natürlichen Zustand auch nicht über dein Essverhalten nachdenken. Im Gegenteil, das Nachdenken führt zu Bewertungen und Handlungen, die nichts mit den intuitiven Bedürfnissen deines Körpers zu tun haben. Dein Körper will gesund und lebendig sein. Alle Prozesse, die von Natur aus in ihm stattfinden, haben nur ein Ziel: deine Gesundheit zu erhalten. Dein Körper ist ein Wunderwerk und in der Lage, sich selbst zu heilen. Wenn du dir zum Beispiel den Finger an einem scharfen Blatt schneidest, fängt dein System direkt an, diesen Schnitt zu heilen. Ohne dass du darüber nachdenken musst! Und genauso, wie dein Körper eine Wunde heilt und deinen Blutdruck und deine Körpertemperatur reguliert, möchte er auch dein Gewicht in einem für dich gesunden Rahmen halten.

Dein Körper hat kein Interesse daran, dass du überschüssiges Fett mir dir herumträgst. Warum auch? Er möchte es sich ja nicht unnötig schwer machen, im wahrsten Sinne des Wortes. Auch Untergewicht tut deinem Körper nicht gut, denn viele Stoffwechselprozesse funktionieren dann nur noch verlangsamt, und dein Organismus befindet sich in einem permanenten Mangel. Deinem Körper geht es am besten, wenn du dein Wohlfühlgewicht hältst. Und das wirst du auch, solange du dich nicht durch Diäten oder krampfhafte Sorgen um dein Essverhalten immer wieder selbst sabotierst.

Es gibt verschiedene biochemische und neurologische Systeme in deinem Körper, die für das Hungergefühl verantwortlich sind. Du musst nicht bis ins Detail wissen, wie sie funktionieren, aber ich will dir zumindest einen kleinen Überblick geben. Es ist wichtig, dass du verstehst, dass dein Körper von Natur aus dein Essverhalten regulieren kann – und dass er äußert clever dabei vorgeht, wenn man ihn lässt. Das Verständnis dafür, dass dein Körper weiß, was gut für ihn ist, wird dir dabei helfen, ihm wieder zu vertrauen. Und Vertrauen ist die Voraussetzung für dein Wohlfühlgewicht.

Dein Körper reguliert dein Essverhalten von allein

Der **Hypothalamus** ist die sogenannte zentrale Schaltstelle für das Stoffwechselgleichgewicht. Er befindet sich in deinem Gehirn. Über verschiedene Kerne (sogenannte Nuklei), die über ein komplexes Netzwerk an Nervenbahnen miteinander verbunden sind, werden unter anderem zahlreiche sogenannte orexigene (= Hunger fördernde) und anorexigene (= Hunger hemmende) Botenstoffe in deinen Organismus ausgeschüttet. Je nachdem, welche Signale von deinem Körper an den Hypothalamus geschickt werden, spürst du also entweder Hunger oder Sättigung.[10]

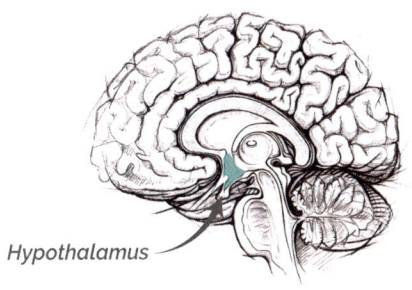

Hypothalamus

Der Hypothalamus (farbig markiert) sorgt im natürlichen Zustand verlässlich für das Hunger- und Sättigungsgleichgewicht.

Auch dein **Magen-Darm-System** ist ziemlich clever. Je nachdem, was du zu dir genommen hast, sendet es unterschiedliche Botenstoffe an dein Gehirn. Wenn du zum Beispiel Appetit auf ein Käsebrot mit Butter und Nüssen hast, aber nur einen Salat ohne Dressing isst, registriert dein Magen-Darm-Trakt, dass du zu wenig Kalorien zu dir genommen hast, und reagiert unter anderem mit der verminderten Ausschüttung des Hormons PYY 3-36. Das führt dazu, dass du weniger satt wirst.[11] Du kannst dir PYY 3-36 also vorstellen wie einen kleinen Sherlock Holmes, der deine Kalorienzufuhr gewissenhaft überprüft.

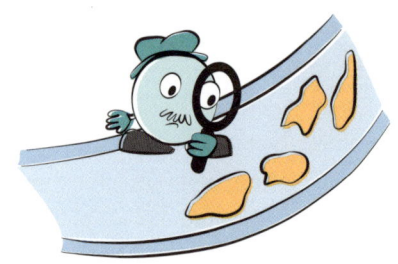

Das Hormon PYY 3–36 beobachtet ganz genau, ob du genug Kalorien zu dir genommen hast.

Kommt dir das bekannt vor? Du hast einen Salat gegessen, und dein Magen ist voll, aber irgendwie bist du trotzdem noch hungrig? Tja, dein Körper lässt sich nicht so einfach überlisten!

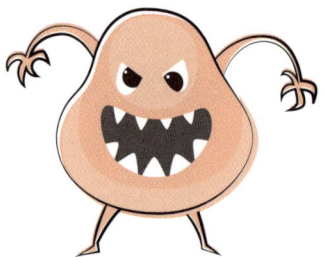

Das Hormon Ghrelin – ein hungriger und schlecht gelaunter Zeitgenosse.

Wenn du zu wenig Nahrung zu dir nimmst, wird unter anderem ein kleiner gefräßiger Kollege Namens Ghrelin ausgeschüttet. Das ist ein Hormon, welches Hungergefühle verursacht und dein Sättigungsgefühl hemmt.[12] Außerdem kann ein erhöhter Ghrelinspiegel zu einer Ausschüttung des Stresshormons Cortisol führen. Über eine Minderung deiner Schilddrüsenhormone (TSH) kann das sogar deinen Kalorienverbrauch herunterfahren, dich müde und lethargisch machen und, na klar, zu einer Gewichtszunahme führen.[13] Und spätestens die sorgt dann für so richtig schlechte Laune und noch mehr Stresshormone.

Vielleicht kennst du den Begriff »hangry« aus dem Englischen. Er setzt sich zusammen aus den Wörtern »hungry« und »angry« und bedeutet so viel wie »hungrig und mies gelaunt«. Passt irgendwie zu unserem kleinen gefräßigen Freund, findest du nicht?

Der **Nervus Vagus** ist ein ziemlich langer und wichtiger Gehirnnerv, der ausgehend von deinem Gehirn durch deinen Mund in deinen Hals und ganz bis hinunter in deinen Darm reicht. Er registriert über Geschmacksnerven in deiner Zunge, ob du das für dich richtige Essen zu dir genommen hast, und misst zudem, wie der Dehnungszustand deines Magens ist.[14] Außerdem erhält der Nervus Vagus durch spezielle Sensoren in der Darmwand Informationen darüber, ob du ausreichend Kohlenhydrate und Fette zu dir genommen hast.[15] Denn wenn nicht, wirst du nicht richtig satt. Ziemlich schlau, oder?

Der Nervus Vagus hat überall in deinem Körper seine Finger im Spiel. Unter anderem passt er ganz genau darauf auf, dass du genug Fette und Kohlenhydrate zu dir nimmst, und leitet diese Information auf direktem Weg in dein Gehirn weiter.

Das Hormon **Leptin** wird in deinen Fettzellen produziert und sorgt dafür, dass du nicht zu wenig und nicht zu viel Fett in deinem Körper hast. Zu wenig Körperfett ist nämlich ebenfalls ungesund. Du brauchst es unter anderem, um verschiedene Organe wie zum Beispiel deine Nieren, deine Augäpfel und deine Gelenke zu schützen, für einen funktionierenden Hormonhaushalt und als Energiespeicher.[16] Zu viel Fett ist aber auch nicht gut, denn Übergewicht kann Atherosklerose, Bluthochdruck, Gelenkbeschwerden und Herzinfarkte begünstigen[17] und natürlich dafür sorgen, dass du dich unwohl fühlst.

Da dein Körper gesund sein will und weder zu viel noch zu wenig Fett mit sich herumtragen möchte, hat er ein tolles Hormon entwickelt: das Leptin. Je höher der Fettanteil in deinem Körper ist, umso mehr Leptin schütten deine Fettzellen aus. Leptin sorgt im Hypothalamus dafür, dass du mehr Sättigung verspürst und weniger essen willst – natürlich nur, wenn du auf die Signale deines Hypothalamus hörst.[18, 19] Leptin wird also in Zukunft einer deiner besten Freunde werden, denn er macht dich satt und zufrieden.

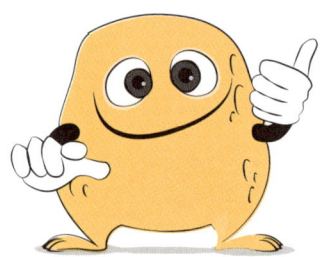

Leptin ist unser kleiner Freund, denn er unterstützt uns dabei, nicht zu viel Fett mit uns herumzutragen.

Auch deine **Bauchspeicheldrüse** mischt mit, wenn es um dein Hunger- und Sättigungsgefühl geht, denn hier wird Insulin gebildet. Insulin ist ein Hormon, welches deinen Blutzuckerspiegel reguliert und so ebenfalls für ein Sättigungsgefühl sorgt. Man hat zudem herausgefunden, dass Insulin- und Leptinspiegel bei einem höheren Körperfettgehalt erhöht sind.[20] Die Folge: Man isst weniger, weil man schneller satt wird. Vorausgesetzt, man hört intuitiv auf seinen körperlichen Hunger und isst nicht aus anderen Gründen.

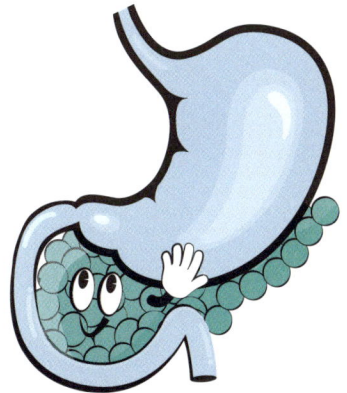

Das Pankreas (= Bauchspeicheldrüse) ist eine weiche Drüse, die sich von unten an deinen Magen ankuschelt und dich dabei unterstützt, deinen Blutzuckerspiegel möglichst konstant zu halten, damit deine Zellen mit dem überlebenswichtigen Zucker ausgestattet werden.

Du siehst: Das System in deinem Körper, das Hunger und Sättigung reguliert, ist ziemlich ausgefeilt. Solange du gesund bist und wieder damit anfängst, wie damals als Kind auf dieses System zu vertrauen und mit ihm zusammenzuarbeiten, wird es dich darin unterstützen, das für deinen Körper optimale Gewicht zu erreichen und es ganz ohne Anstrengung und ohne Diäten zu halten.

Die folgende Grafik musst du nicht auswendig lernen, aber sie gibt dir einen kleinen Überblick über mögliche körperliche Mechanismen, die durch Diäten und das damit verbundene Hungern in Gang gesetzt werden können und langfristig zum gegenteiligen Ziel einer Diät führen: einer Gewichtszunahme.

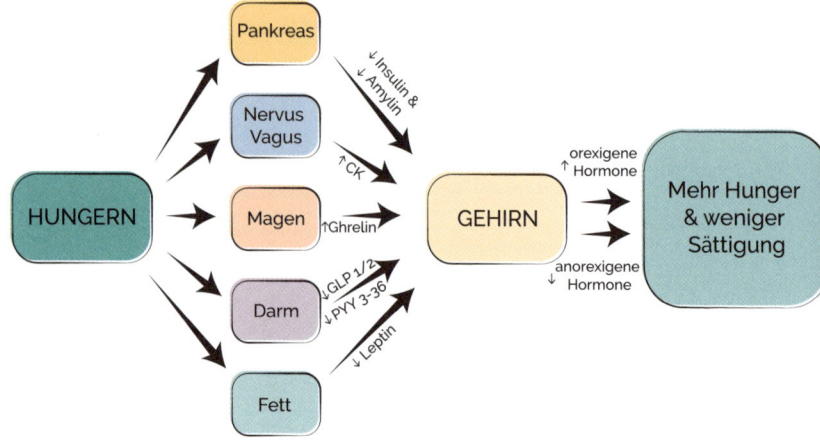

Neben den körperlichen Effekten triggern Diäten auch psychische Effekte wie das emotionale Essen und ein negatives Selbstbild. Auch diese können zu einer Gewichtszunahme führen.[21]

Das Hunger-Experiment von Minnesota[22] zeigt in meinen Augen sehr eindringlich die negativen Folgen einer Diät – nicht nur auf körperlicher Ebene. Der amerikanische Forscher Ancel Keys setzte im Jahre 1944 36 männliche Versuchspersonen für sechs Monate auf eine Diät mit knapp 1 600 Kalorien pro Tag. Das ist übrigens um einiges mehr, als sich die meisten Menschen in einer Diät oder während eines Abnehmversuchs erlauben. Keys beobachtete, dass die Stoffwechselrate der Probanden nachweislich sank, sie ungezügelte Fressanfälle bekamen, zum Teil Süßigkeiten stahlen und horteten und Persönlichkeitsveränderungen von starker Reizbarkeit bis hin zu Apathie und Depressionen zeigten. In einem besonders extremen Fall ging ein Teilnehmer sogar so weit, dass er regelmäßig Essensreste aus Mülltonnen stahl und vom Experiment ausgeschlossen werden musste. Die körperliche Ausdauer der Männer sank um die Hälfte, ihre Reflexe verlangsamten sich messbar. Die Teilnehmer klagten über Schwindelanfälle, Sehstörungen, Tinnitus, Taubheit der Arme und Beine, Bauch-, Glieder- und Kopfschmerzen, Haarausfall und Schlafstörungen. Als sie wieder essen durften, nahmen sie im Schnitt mehr als die dreifache tägliche Kalorienmenge zu sich.

Kommt dir das auch bekannt vor? Dass du nach einer Phase des Verzichts einen unnatürlich großen Appetit hast? Dieser Appetit entsteht übrigens nicht nur durch körperliche Reaktionen, sondern zu einem sehr großen Teil auch durch deine Psyche. Eines der größten Probleme an Diäten ist, dass sie mit Verzicht arbeiten. Unser menschliches Gehirn fokussiert sich allerdings automatisch auf die »verbotene Frucht« – daran hat sich seit Adam und Eva nicht viel geändert. Das Resultat: Du willst das, was du dir verbietest, umso dringender und bekommst regelrecht Heißhunger.

Manche Diäthaltenden versuchen, den auferlegten Verzicht durch sogenannte **Cheatdays** abzufedern. Vielleicht hast du schon einmal davon gehört: Es ist der eine Tag in der Woche, an dem hemmungslos geschlemmt werden darf, was du dir die ganze Woche über nicht erlaubt hast. Im sozialen Netzwerk Instagram finden sich unter dem Link #Cheatday knapp vier Millionen Fotos, die zeigen, welche Kompensation an diesen Tagen stattfindet: bergeweise Süßigkeiten, Familienpizzen, Riesenburger und Freakshakes. Das sind Shakes, die du dir wie einen Eisbecher auf Ecstasy vorstellen kannst: Eiscreme garniert mit einer halben Flasche Schokoladensoße und einer riesigen Sahnehaube, dekoriert mit Marshmallow-Spießen, bunten Gummischlangen und obendrauf noch wahlweise einen Donut mit Karamellglasur und bunten Zuckerperlen oder gleich einem ganzen Stück Sahnetorte.

Cheatdays sind das Schlaraffenland, in das du einmal die Woche eintreten darfst. Dieser Trend aus der Fitnessbranche ist in meinen Augen nichts anderes als ein wöchentlich antrainierter Fressanfall. Alles konzentriert sich auf diesen einen Tag in der Woche, und dann fallen alle Hemmungen. Eventuell erhöhst du damit den kurzfristigen Abnehmerfolg, da du dir keinen kompletten Verzicht bestimmter Lebensmittel auferlegst und somit wenigstens ein wenig Balance in die Diätmentalität bringst, aber langfristig gesund und ausgewogen ist dieses Essverhalten nicht. Es gibt viele Teilnehmerinnen in meinem *intueat*-Programm, die durch Cheatdays ein gestörtes Essverhalten entwickelten und aus dem Cheaten nicht mehr herauskamen, sodass jeder Tag zum Cheatday wurde und sie nicht mehr aufhören konnten, viel zu viel zu essen.

Was wäre, wenn du stattdessen jeden Tag intuitiv nach den Dingen greifen dürftest, auf die du gerade Lust hast? Etwas, das jeden Tag verfügbar ist, verliert so sehr an Attraktivität, dass du ganz schnell merken wirst, dass du bei ungesunden Lebensmitteln nicht zwangsläufig völlig entgleisen musst. An vielen Tagen bestaunst du einfach nur die vielfältigen Möglichkeiten und entscheidest: *Das brauche ich heute gar nicht, um glücklich zu sein.* Indem du dir täglich erlaubst, all das zu essen, wonach dir gerade ist, anstatt zu verzichten, wirst du auf lange Sicht ganz von selbst eine gute Balance finden. Du wirst merken, dass die meisten Dinge gar nicht so gut schmecken, da sie immerzu verfügbar sind, und du wirst lernen, sie in kleineren Portionen zu genießen. Ich esse heute manchmal einen Riegel Schokolade und habe dann genug Schokolade für den Rest des Tages. Freakshakes und Unmengen an Süßigkeiten finde ich abstoßend – man müsste mich dazu zwingen, sie zu mir zu nehmen. Ich weiß, dass das im Moment vielleicht noch vollkommen unmöglich für dich klingt, aber in Kapitel 3 werde ich dir Schritt für Schritt erklären, wie auch du bei vollem Genuss auf nichts mehr verzichten musst!

Von innen heraus schlank statt Abnehmwahn

In einer Umfrage eines bekannten Frauenmagazins gaben 97 Prozent der Frauen zu, mindestens einmal pro Tag ihren Körper zu hassen, der Durchschnitt lag bei 13-mal pro Tag.[23] Schrecklich, oder?

Ich möchte dir das psychologische Phänomen erklären, das in meinen Augen die Hauptursache dafür ist, dass sich so viele Mädchen und Frauen unwohl in ihrem Körper fühlen: der Abnehmwahn. Er beschreibt die Vorstellung und das tiefe Begehren, einem äußeren Schönheitsideal zu entsprechen, um mehr Aufmerksamkeit und Anerkennung in unserer Gesellschaft zu bekommen. Der Abnehmwahn ist der Köder, den die Diät-Industrie immer wieder auswirft, um dich als Kundin nicht zu verlieren. Das gesellschaftliche Schönheitsideal ist nichts, was aus dir selbst entstanden ist, sondern etwas, was von außen an dich herangetragen wird und was du irgendwann als erstrebenswert verinnerlicht hast.

Im späteren Kapitel »Dein Körperbild« gehen wir noch einmal intensiver auf das Thema ein, doch an dieser Stelle möchte ich dir zwei Arten von Schlanksein vorstellen. Die eine Art entsteht durch äußere Ideale und den Wunsch, durch einen schlanken Körper von anderen mehr anerkannt oder geliebt zu werden. Dies ist das unnatürliche Schlanksein, welches durch die Gesellschaft, also »von außen«, entsteht. Die andere Art ist das Resultat deines inneren Wunsches, du selbst zu sein und mit dir und deiner Gesundheit im Einklang zu stehen. Diese Art von Schlanksein nenne ich »natürlich schlank«, weil sie »von innen« heraus entsteht.

Der Unterschied zwischen den beiden Arten ist enorm, auch wenn du ihn am Aussehen allein nicht unbedingt erkennen kannst. Die folgende Tabelle macht den Unterschied ganz gut deutlich.

	Natürlich schlank (= von innen)	*Unnatürlich schlank* (= von außen)
Motivation	tiefer innerer Wunsch nach Gesundheit und Einklang (Liebe)	Wunsch nach Anerkennung und Ansehen (Ego)
Maßstab	inneres Wohlbefinden, Zufriedenheitsgefühl beim Essen, Gefühl des Einklangs von Bedürfnissen und Körper	Waage, Fotos, Kleidergröße Vergleich mit anderen
Langfristigkeit	lässt sich langfristig aufrechterhalten, da du gesunde Essgewohnheiten entwickelt hast	fühlt sich an wie ein ewiger Kampf, sobald du »aufgibst«, nimmst du zu
Essverhalten	von innen nach außen, intuitiv, entspannt, ohne Selbstsabotage, ehrlich	angespannt, kontrolliert, beherrscht, dich selbst sabotierend, unehrlich zum Körper, Schwarz-Weiß-Denken
Gewicht	gesundes genetisches Idealgewicht, Wohlfühlgewicht, relativ konstant	schwankend, Tendenz zur langfristigen Zunahme oder Essstörung
Körperschema (Beim Blick in den Spiegel)	Gefühl, gesund zu sein, Gefühl von Einklang, Dankbarkeit für den eigenen Körper	Gefühl, entweder »toll« und schlank oder »schlecht« und zu dick zu sein
Typische Gedanken	Ich bin wertvoll und werde geliebt, unabhängig von meinem Gewicht.	Wenn ich schlank bin, bin ich wertvoll und werde geliebt.
Stresslevel	niedrig	hoch

Wie du siehst, geht es auf der linken Seite um Selbstliebe und darum, du selbst beziehungsweise die gesündeste Version von dir zu werden. Auf der rechten Seite hingegen geht es um ein Gefühl von Unzulänglichkeit und darum, durch die Gewichtsabnahme jemand anderes zu werden: jemand, der endlich geliebt wird.

Um auf Nummer sicher zu gehen, dass du die für dich richtige Motivation hast und beibehältst, empfehle ich dir, die folgende Selbstverpflichtungserklärung zu unterschreiben. Am wirkungsvollsten ist sie, wenn du sie dir vor dem Spiegel stehend einmal laut vorliest und richtig mitfühlst. Dadurch ist die Wahrscheinlichkeit höher, dass dein Unterbewusstsein die Worte verinnerlicht.

Übung: Selbstverpflichtungserklärung

Ich,_____, verspreche mir, dass ich die Reise zu meinem Wohlfühlgewicht für mich selbst gehe. Ich mache das nicht, um anderen Menschen zu gefallen. Ich mache das, um mich in meinem Körper wieder wohlzufühlen und um mit meinen Bedürfnissen in Einklang zu stehen. Es ist mir egal, was andere über mein Gewicht denken. Das Einzige, was mir wirklich wichtig ist, ist mein eigenes Körpergefühl. Das ist mein Erfolgsmaßstab. Ich lasse mir meine Stimmung nicht mehr durch die Zahl auf der Waage vermiesen. Ich habe Erfolg, wenn ich mich zunehmend wohl in meinem Körper fühle, mehr und mehr das Gefühl habe, mit mir selbst und meinem Körper im Einklang zu sein, und beim Essen besser auf mein wahres Hungergefühl achte. Ich beende den Schlankheitswahn und höre auf, mich mit anderen zu vergleichen. Mein Ziel ist es, gesund zu sein, meinen eigenen Weg zu gehen und von innen heraus das Gewicht zu erreichen, mit dem mein Körper sich wohl- und gesund fühlt.

_____

Datum und Unterschrift

Ich habe dir diese Selbstverpflichtungserklärung in einem hübschen Design in deinem Buch-Bonus-Bereich unter **www.mareikeawe.de/buch-bonus** bereitgestellt. Du kannst sie dir ausdrucken, unterschreiben und als Erinnerung an die Wand hängen – zum Beispiel neben den großen Wandspiegel oder einen Badezimmerspiegel.

Ich weiß, es klingt total verrückt und vielleicht auch beängstigend, deinen so lange gehegten Wunsch nach einem möglichst dünnen Körper loszulassen. Doch der Schlankheitswahn ist etwas, was nur deinem Ego dient und dich »im Außen« leben lässt. **Der einzige Weg zu einer langfristigen Veränderung führt von innen nach außen.** Wenn du mit dir und deinem Körper im Einklang stehst, kannst du diese Veränderung auch deinem Spiegelbild ansehen.

Glaub mir, sobald du anfängst, deine innere Wahrheit zu leben und dir nicht mehr vorschreiben zu lassen, welche Konfektionsgröße du tragen solltest, um attraktiv und liebenswert zu sein, wird das intuitive Essen richtig entspannt und sogar Spaß machen. Du wirst deine wahren Hunger- und Sättigungssignale endlich spüren. Der Grund dafür ist, dass die Anspannung, die du rund um das Thema Essen aufgebaut hast, nachlässt und du dich selbst nicht mehr ständig kontrollieren und vergleichen musst. Sobald du diese Anspannung loslassen kannst, wird sich dein Körper von allein entscheiden, nicht mehr an deinem überschüssigen Körperfett festzuhalten. Vertrau mir! Wenn du momentan noch mehr wiegst, als es gesund für dich wäre, hast du nichts zu verlieren außer deine Sorgen-Kilos – und ich glaube, denen wirst du nicht nachtrauern.

Ich gebe zu, es ist nicht einfach, sich in der heutigen Zeit wohlzufühlen, wenn du nicht den allgemeingültigen Idealmaßen entsprichst. Unsere Gesellschaft ist in meinen Augen zu einem großen Teil mager- und schönheitssüchtig. Egal wo du dich umschaust, überall wird dir erzählt, dass du schlanker, besser und schöner sein sollst. Frauenzeitschriften sind seit Jahrzehnten gefüllt mit diesem Thema. »Thigh Gap wie Model A dank Ananasfasten!«, »Sixpack wie Schauspieler B mit dem Bauch-Workout«, »Dünn wie Popsternchen C mit der Eiweiß-Diät« – andauernd wirst du dazu aufgefordert, endlich dem gesellschaftlichen Ideal zu entsprechen. Damit wird dir suggeriert, dass du erst dann genug bist, wenn du alle Anforderungen erfüllst. Genug, um erfolgreich zu sein. Genug, um geliebt zu werden. Genug, um ein erfülltes Leben zu führen. Das macht es ganz schön schwer, den Fokus wieder auf dein persönliches und gesundes Ideal zu legen. Dabei ist Gesundheit eigentlich der natürliche und angestrebte Zustand deines Körpers.

Im Folgenden möchte ich dir meine wichtigsten Hilfestellungen verraten, um dich von den ungesunden Idealen unserer Gesellschaft abzugrenzen und dir so leichter treu zu sein.

Wie du dich vor ungesunden Idealen schützt

In meiner Vergangenheit machte ich viele schmerzliche Erfahrungen, weil es mir viel zu wichtig war, was andere über mich dachten. Das führte sogar so weit, dass ich gar nicht mehr wusste, was ich eigentlich will, sondern meinen Fokus darauf richtete, was andere scheinbar von mir erwarten.

Das Resultat waren Gedanken, die ständig um mein Aussehen und mein Ess- und Sportverhalten kreisten, ein nahezu unerreichbarer Perfektionismus sowie Panik, Unsicherheit und Angst. Ich war reaktiv, das heißt, ich reagierte nur noch auf meine Umwelt, anstatt meine Realität proaktiv mitzugestalten. Die folgenden drei Schritte halfen mir jedoch dabei, mehr bei mir zu sein und nicht länger ungesunden Idealen hinterherzulaufen.

Schritt 1: Stärke dein Bewusstsein und werde proaktiv

Wenn du den ganzen Tag über von außen mit Sinnesreizen bombardiert wirst, ist es völlig normal, dass du irgendwann nur noch auf diese Sinnesreize reagierst, anstatt dir zu überlegen, was du selbst eigentlich willst. Ein typisches Beispiel ist dein Smartphone. Durch die regelmäßige Nutzung sozialer Medien wie zum Beispiel Instagram, Facebook und Pinterest lebst du ständig im Außen. Du kannst irgendwann nicht mehr unterscheiden, ob ein Gedanke deinem eigenen Verstand entspringt oder ob er nur eine Reaktion auf irgendetwas ist, was du gerade in der äußeren Welt wahrgenommen hast. Auch Fernsehen, Radio und Zeitschriften können äußerst manipulativ sein.

Für mich persönlich war es ein großer Gewinn, mir mehr Zeit für mich zu nehmen. Zeit, in der mein Gehirn zur Ruhe kommen kann. Zeit, in der ich nicht ständig irgendwelche Probleme wälze, sondern meine Aufmerksamkeit bewusst auf das Hier und Jetzt lenke. Und das kannst auch du! Diese »quality time« mit dir selbst ist extrem wichtig für deine grauen Zellen, da sich deine Gehirnströme von den ständigen Reizen endlich erholen können. Du wirst merken, dass du mit ein paar Minuten »Ich-Zeit« am Tag ein immer besseres Gespür für dich selbst entwickelst.

Folgende Gewohnheiten helfen mir persönlich dabei, bei mir zu bleiben:

- Jeden Morgen stehe ich früher auf und nehme mir Zeit für meine Morgenroutine: eine viertel bis halbe Stunde nur für mich. Dabei verbinde ich mich durch mentale Übungen mit mir selbst, meinen Gefühlen und mit meinen Zielen. Falls du dich für das Thema Morgenroutine interessiert, habe ich dazu ein Video mit Inspirationen für dich auf meinem YouTube-Kanal: www.mareikeawe.de/morgenroutine
- Ich nehme mir regelmäßig Zeit zum Meditieren. Das können zehn Minuten am Tag oder, wenn ich mehr Freizeit habe, auch eine ganze Stunde sein.
- Ich schaue kaum noch fern, und falls doch, wähle ich sehr bewusst aus, welchem Film oder welcher Dokumentation ich meine Aufmerksamkeit schenke. So wird mein Gehirn nicht mit Reizen überlastet, und ich übernehme nicht unreflektiert irgendwelche Meinungen und Ideale aus der Werbung oder aus Fernsehsendungen.
- Ich lese so gut wie täglich inspirierende Bücher zur Persönlichkeitsentwicklung oder höre mir Podcasts an. Podcasts

kann ich zum Beispiel beim Laufen, Aufräumen oder Spazieren gut folgen. Falls du bisher noch keinen Podcast kennst, hör gern in meinen »Wohlfühlgewicht-Podcast« rein. Die beliebtesten Folgen habe ich dir unter www.mareikeawe.de/top-podcast zusammengefasst.
- Soziale-Medien-Apps auf dem Handy habe ich mit einem Code gesperrt. Wenn ich darauf zugreifen möchte, überlege ich mir immer zweimal, ob es wirklich nötig ist, meine Aufmerksamkeit zu zerstreuen. Meistens reicht es aus, einmal am Tag alle Apps zu checken und Nachrichten zu beantworten, anstatt ständig abgelenkt zu sein.
- Ich mache immer wieder eine Art »Social Media Detox«, indem ich in meinen sozialen Netzwerken alle Abos von Personen beende, die mir eine falsche Idealvorstellung vermitteln oder ihren Fokus zu sehr auf ungesunde Schönheitsideale lenken. Das kann ich dir sehr empfehlen, denn es ist ungemein entlastend, keine falschen Helden mehr zu verehren und sich nicht mehr mit unrealistischen oder stark retuschierten Frauen zu vergleichen. Wenn du Instagram nicht missen möchtest, empfehle ich dir, einfach Leuten zu folgen, die sich mit einem positiven Körperbild und Selbstliebe beschäftigen. Auf meiner Website im Bonus-Bereich für Buchleser www.mareikeawe.de/buch-bonus habe ich dir eine Liste von Menschen zusammengestellt, die sich mit genau diesen Themen beschäftigen und denen du ohne Bedenken folgen kannst.

Wie du merkst, ist es für mich sehr wichtig, bewusst und achtsam zu leben. Ich habe festgestellt, dass es sich enorm positiv auf meine Stimmung, meine Präsenz und meine Gelassenheit auswirkt, mir mehr Ruhe und Zeit für mich zu nehmen. Ich empfehle dir, noch heute damit zu beginnen. Denn erst wenn es ruhig um dich herum ist, kannst du deine innere Stimme überhaupt hören.

Schritt 2: Mentale Übungen gegen Body-Shaming und Diätwahn

Wenn du, inspiriert durch dieses Buch, beginnst, etwas in deinem Inneren zu verändern, wirst du bald schon feststellen, dass du dein Umfeld nicht immer ändern kannst. Vielleicht fällt dir auf, dass manche Menschen dich schräg anschauen, weil du nicht ihrem Schönheitsideal entsprichst. Oder jemand macht einen doppeldeutigen Kommentar zu deiner Figur oder der Figur einer anderen. Einen ganz wichtigen Punkt darfst du dabei niemals vergessen: Body-Shaming gehört immer zum Absender. Wenn dich jemand beleidigt oder etwas gegen deinen Körper sagt, dann ist das nicht *dein* Problem – und du solltest es auch nicht zu deinem Problem machen. Ich stelle mir immer vor, dass ich eine schützende »Anti-Body-Shaming-Glaswand« um mich herum habe. Wenn mich jemand in Bezug auf mein Äußeres kritisiert, lasse ich den Kommentar an mir abprallen und schicke ihn direkt zurück an den Absender. Den darf er gern behalten – das hat nichts mit mir zu tun!

Ich übernehme selbst die Verantwortung, welche Wahrheit über mich ich glauben will. Und genau dazu möchte ich auch dich einladen.

Schritt 3: Vergleiche dich positiv

Wenn es dir so geht wie mir, hast du in den letzten Jahren wahrscheinlich viele schmerzhafte und unangenehme Erfahrungen gesammelt, indem du dich mit anderen verglichen hast. Dabei muss das per se nicht schlecht sein, sondern kann dir sogar helfen. Im Grunde ist ein Vergleich nämlich vollkommen wertungsfrei. Du allein bestimmst, welche Bewertung du anschließend vornimmst.

Nehmen wir zum Beispiel schlanke Menschen. Wenn eine schlanke Frau ins Café kommt, kannst du denken: *Die Frau hat einfach Glück mit ihrer Genetik! Das ist ungerecht. Ich mag sie nicht.*

Mit einem solchen Gedanken tust du dir allerdings selbst keinen Gefallen: Erstens grenzt du dich innerlich von schlanken Menschen ab und hinderst dich unbewusst daran, selbst schlank zu werden. Du wirst nur sehr schwer zu etwas werden, was du im Inneren ablehnst und verurteilst. Zweitens nimmst du dir selbst die Chance, von der Frau zu lernen, da du nicht beobachtest, was sie vielleicht anders macht als du. Wenn du offen wärst, würdest du möglicherweise folgende Feststellung machen: *Die Frau isst genussvoller und langsamer als ich. Sie scheint sich überhaupt nicht schlecht zu fühlen, wenn sie ein Sandwich mit Käse bestellt. Ich könnte auch mal probieren, ohne schlechtes Gewissen, langsamer und mit viel Genuss zu essen.*

Vielleicht würdest du aber auch bemerken, dass die Frau nicht natürlich und von innen heraus schlank ist, sondern unnatürlich schlank, weil sie die ganze Zeit nervös Kaugummi kaut, zum Rauchen (also zur Ablenkung und um den Hunger zu unterdrücken) vor die Tür geht und ihr Sandwich hastig herunterschlingt, weil sie den ganzen Tag über nichts gegessen hat. In diesem Fall kannst du aus dem Vergleich schlussfolgern, dass du vielleicht gar nicht den Preis zahlen möchtest, den sie für ihre schlanke Figur zahlt.

Jeder Mensch hat seine eigene Geschichte. Es bringt nichts, andere zu verurteilen oder dich selbst schlechtzureden, nur weil jemand anderes vielleicht eher einem gesellschaftlichen Ideal entspricht. Wenn eine Person Dinge gut und richtig macht, die du auch erreichen möchtest, frage sie einfach, wie sie das geschafft hat, oder beobachte ihre Strategien. Es ist genug für alle da, und wenn jemand eine tolle Ausstrahlung hat und sich wohl im eigenen Körper fühlt, freu dich für ihn! Du kannst davon nur profitieren und dazulernen.

Werde dein Wohlfühl-Ich

In diesem Abschnitt möchte ich dir ein psychologisches Modell vorstellen, das dir dabei hilft, deine Gewohnheiten zu ändern.

Wenn du auf die Welt kommst, bist du ein unbeschriebenes Blatt. Im Laufe deines Lebens entwickelst du jedoch bestimmte Glaubenssätze und ein bestimmtes Selbstbild von dem Menschen, der du bist. Glaubenssätze werden aus vielen Einzelerfahrungen gebildet und sind die Überzeugungen, die du als wahr erachtest. Ein Beispiel für einen Glaubenssatz ist: *Das Leben ist schön!* Oder eben: *Das Leben ist ein Kampf!* Wenn du zum Beispiel in der Schule öfters als Pummelchen gehänselt wurdest, hast du wahrscheinlich irgendwann den Glaubenssatz geformt, dass du pummelig bist.

Dein Selbstbild wiederum ist die Summe aller Glaubenssätze über dich selbst. Sie fangen meistens mit »Ich bin …« an und sind die machtvollsten aller Glaubenssätze, da sie ständig unbewusst wirken und fast alle deine Entscheidungen betreffen. Ein Beispiel dafür ist: *Ich bin klug* oder *Ich bin dumm.*

Wie du in der folgenden Abbildung erkennst, verstärken sich Glaubenssätze immer wieder von selbst, wenn der Kreislauf nicht an irgendeiner Stelle unterbrochen wird und einen neuen Impuls bekommt.

Der Realitätskreislauf verdeutlicht sehr gut, was in deinem Gehirn vor sich geht. Deine **Glaubenssätze** führen zu bestimmten **Gedanken** und **Gefühlen,** die wiederum bestimmte **Handlungen** bewirken. Diese Handlungen führen zu **Ergebnissen,** die dich wiederum in deinen Glaubenssätzen bestärken. Damit ist der Kreislauf vollendet und bestärkt sich immer wieder selbst. Die Trampelpfade, die du bereits kennst, werden stärker und irgendwann zu echten neuronalen Autobahnen.

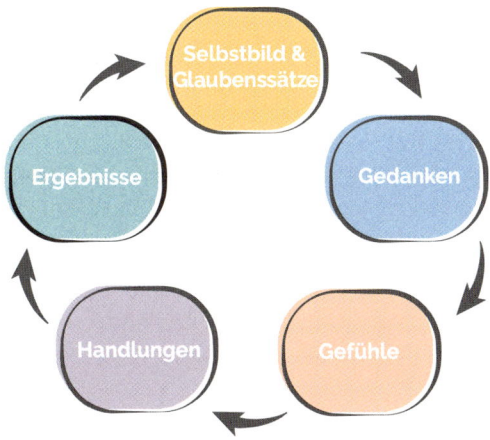

Betrachten wir das Beispiel »Laufen lernen«. Als Kleinkind konntest du nicht laufen. Dein Glaubenssatz war also: *Ich kann nicht laufen.* Du hast entweder wie ein kleiner Käfer auf dem Rücken gelegen oder bist gekrabbelt.

Aber du hast den erwachsenen Menschen dabei zugeschaut, wie sie sich fortbewegen, und daraus den **Glaubenssatz** gebildet: *Ich bin als Mensch in der Lage, zu laufen.* Weil das Laufen irgendwie ziemlich effektiv wirkte oder weil du endlich mitspielen wolltest, wenn deine älteren Geschwister ausgelassen an dir vorbeitobten, hast du den **Gedanken** entwickelt *Ich will laufen lernen!* und das Ganze mit positiven **Gefühlen** verknüpft. Das hat dazu geführt, dass du angefangen hast zu trainieren **(Handlung)**. Du hast dich an Möbeln hochgezogen und fleißig trainiert. Unermüdlich. Das **Ergebnis:** Du konntest irgendwann laufen.

In einer Studie wurde herausgefunden, dass Kleinkinder im Durchschnitt hundertmal am Tag hinfallen, wenn sie laufen lernen.[24] Wenn man davon ausgeht, dass du etwa sechs Monate gebraucht hast, bis du laufen konntest, bist du insgesamt 18 000-mal hingefallen. Trotzdem hast du nicht aufgegeben, weil du fest an dich geglaubt hast und weil es für dich keine andere Möglichkeit gab.

Was haben der Realitätskreislauf und die Glaubenssätzen mit deinem Essverhalten zu tun? Eine ganze Menge! Vielleicht ist dir schon einmal aufgefallen, dass übergewichtige, diäthaltende Menschen in den meisten Fällen nicht mehr aus diesem Teufelskreis aussteigen können. Daneben gibt es anscheinend Leute, die sich schon immer in ihrem Körper wohlfühlen – und nichts kann dieses Gefühl erschüttern. Das hat einen Grund. Während die eine Gruppe von Menschen in einem negativen Teufelskreis lebt, der sie immer weiter nach unten zieht, befindet sich die andere in einem positiven »Engelskreis«, der sie bestärkt.

Es kann gut sein, dass es in deinem Leben eine Phase gab, in der du dich rundum wohlgefühlt hast. Diese Zeit gab es auch bei mir: bevor ich anfing, mich zu dick zu fühlen. Der Glaubenssatz *Ich bin zu dick* war mein persönliches Eintrittsticket in den Teufelskreis.

Damit du besser verstehen kannst, welche Auswirkungen der Teufelskreis beziehungsweise der Engelskreis auf deine Gedanken haben, zeige ich dir in der folgenden Tabelle, welche Gefühle und Handlungen dein Diät-Ich im Vergleich zu deinem Wohlfühl-Ich prägen.

Aber wie polst du dein Unterbewusstsein nun auf dein Wohlfühl-Ich anstatt auf dein Diät-Ich? Menschen tun häufig völlig irrationale Dinge, um sich kurzfristig gut zu fühlen, und vergessen die unangenehmen Konsequenzen, die unweigerlich folgen müssen: der Brummschädel am nächsten Morgen, weil das kühle Bier so gut schmeckte, oder das dicke Minus auf der Kreditkarte nach dem ausgedehnten Shoppingtrip.

Was denkst du? Wer hat die Augen zugemacht und die Kreditkarte durchgezogen – oder die nächste Runde bestellt? Genau, dein Elefant! Während der Reiter des Elefanten auf logischer Ebene vermutlich schon lange begriffen hat, dass Diäten nicht dafür sorgen, dass du dich besser fühlst, ist es gut möglich, dass der Elefant unabhängig davon immer noch Diät halten will,

	Wohlfühl-Ich	*Diät-Ich*
Selbstbild	Ich bin richtig, bin genug und werde geliebt	Ich bin nicht genug und werde nicht geliebt, wie ich bin
	Ich habe mein Wohlfühlgewicht erreicht / Mein Wohlfühlgewicht steckt in mir	Ich bin zu dick und sollte abnehmen
	Ich bin eine intuitive Esserin	Ich bin zu undiszipliniert und gierig
Gedanken	Ich kann meinem Körper vertrauen	Ich kann meinem Körper nicht vertrauen
	Ich esse genau das, was mein Körper mir sagt	Ich sollte weniger Kalorien / Kohlenhydrate / Fette und mehr Gemüse essen
	Ich darf alles essen, was mir schmeckt und guttut	
		Andere sind schlanker / besser / disziplinierter / liebenswerter als ich
Gefühle	Ich fühle mich wohl in meinem Körper	Ich fühle mich unwohl in meinem Körper
	Ich fühle mich entspannt und gut beim Essen	Ich fühle mich schuldig beim Essen
	Ich fühle mich entspannt, wenn andere mich angucken	Ich fühle mich völlig verunsichert, wenn andere mich angucken
Handlungen	Ich ernähre mich intuitiv	Ich esse möglichst wenige Kalorien und habe manchmal / oft Fressanfälle
	Ich gehe liebevoll mit mir um	
	Ich fühle mich wohl, wenn ich mich bewege oder Sport mache	Ich werte mich aktiv ab, wenn ich mich im Spiegel betrachte
		Ich mache zwanghaft Sport und fühle mich dabei unwohl
Ergebnisse	Ich stehe mit meinem Körper in Verbindung	Ich esse oftmals zu viel
	Ich brauche mich nicht zu beherrschen, da ich klare Sättigungssignale spüre und weiß, wann ich genug habe	Ich kann mich nicht oder immer nur eine Zeit lang beherrschen
		Ich nehme immer weiter zu
	Ich erreiche und halte mein Wohlfühlgewicht	

weil er die vielen Bilder von den schlanken Frauen im Bikini nicht vergessen kann, die tagtäglich auf ihn einprasseln.

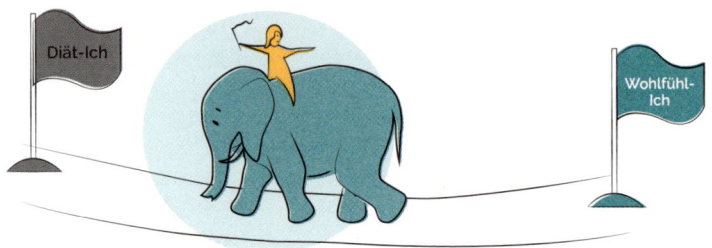

Vielleicht denkt dein Unterbewusstsein momentan noch: *Schnell abnehmen mit einem kurzen, drastischen Kaloriendefizit klingt super! Hauptsache, schnell zum Bikini-Body!* Obwohl dein Bewusstsein schon ahnt: *Das wird nicht langfristig anhalten.*

Dein Elefant, also dein Unterbewusstsein, lernt durch Gefühle, genauer gesagt durch Freude und Schmerz. Er setzt alles daran, Freude zu erreichen und Schmerz zu vermeiden. Das Problem: Solange dein Unterbewusstsein in erster Linie die kurzfristige Freude (also den Bikini-Body und den Gewichtsverlust) mit dem Diätwahn verbindet, wirst du nicht aus dem Kreislauf aussteigen können. Erst wenn du den langfristigen Schmerz, nämlich die immer wiederkehrende Gewichtszunahme und ein gestörtes Essverhalten, tatsächlich *gefühlt* hast, wirst du etwas verändern.

Die folgende Übung ist eine abgewandelte Form des sogenannten Dickens-Prozesses aus dem NLP. Ziel der Übung ist, dass sich dein Unterbewusstsein ein für alle Mal vom Diät-Trampelpfad verabschiedet und endlich den langfristigen Weg zum Wohlfühlgewicht einschlägt. Bei den Übungen wird es immer ein bisschen Platz für deine ersten, intuitiven Antworten geben. Ich empfehle dir aber, dir in einem separaten Journal oder Notizheft so viel Raum zum Schreiben zu nehmen, wie es sich für dich richtig anfühlt. Je intensiver du dich mit den Übungen auseinandersetzt, desto mehr Wirkung haben sie auf deinen Erfolg.

Übung: Der Schmerz deines Diät-Ichs

Stell dir vor, dass du heute entscheidest, nichts an deinen Gewohnheiten zu verändern und weiterhin dein Diät-Ich zu bleiben. Was ist der Preis, den du für diese Entscheidung zahlst? Beantworte drei Fragen – und sei dabei so ehrlich, wie du nur kannst.
- Wie werden sich deine Gesundheit und dein Körpergewicht entwickeln?
- Wie wirst du dich fühlen, und was wirst du über dich denken?
- Wie wird sich das auf deine Beziehungen und die Menschen, die dir wichtig sind, auswirken?

Schreibe auf, wie dein Leben in zwei, fünf und zwanzig Jahren aussehen wird, wenn du so weitermachst wie bisher. Denk dran: Je intensiver du den Schmerz spürst, umso leichter wird es dir fallen, dein Diät-Ich loszulassen!

_____

_____

_____

_____

Wenn du dir wirklich bewusst gemacht hast, wie schmerzhaft es für dich sein wird, weiterhin dein Diät-Ich zu leben, wird dein Unterbewusstsein eine klare Entscheidung für sich getroffen haben, und die wird lauten: *Das will ich nicht!* Diese Entscheidung ist extrem wichtig, da sie für dich immer wieder eine große Motivation sein wird und dir dabei helfen kann, den für dich langfristig gesünderen Weg einzuschlagen: deine Reise zum intuitiven Essverhalten und zu deinem Wohlfühl-Ich.

Nachdem dein Elefant einmal gespürt hat, welch hohen Preis du langfristig zahlst, wenn du dein Diät-Ich lebst, ist es an der Zeit, eine positive Alternative als Zukunftsvision zu entwickeln: deine Zukunft als Wohlfühl-Ich.

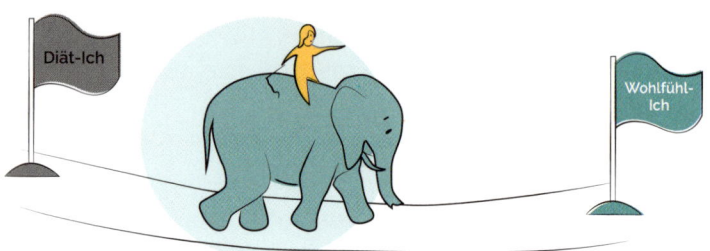

Übung: Die Freude deines Wohlfühl-Ichs

Stell dir vor, du würdest heute entscheiden, deine Gewohnheiten zu verändern und dein Wohlfühl-Ich zu werden. Was würdest du durch diese Entscheidung bewirken?
Beantworte drei Fragen – und sei dabei so ehrlich, wie du nur kannst.
- Wie werden sich deine Gesundheit und dein Körpergewicht entwickeln?
- Wie wirst du dich fühlen, und was wirst du über dich denken?
- Wie wird sich das auf deine Beziehungen und auf die Menschen, die dir wichtig sind, auswirken?

_____

_____

_____

_____

Es gibt nichts, was dein Unterbewusstsein mehr auf Erfolg polt, als wenn du mithilfe von mentalem Training regelmäßig dein Wohlfühl-Ich fühlst und erlebst – wenn du kannst, am besten täglich. Die Übungen werden dein Unterbewusstsein dabei unterstützen, mit mehr Leichtigkeit die richtigen Entscheidungen zu treffen.

Übung: Visualisiere dein Wohlfühl-Ich

Die folgende Visualisierungsübung eignet sich hervorragend, um deinen Elefanten täglich zu motivieren, sich in die richtige Richtung zu bewegen. Sie ist einfach, aber trotzdem sehr wirksam. Es ist wichtig, dass du dich für die Übung komplett entspannst und deine Vorstellungskraft öffnest. Am besten absolvierst du sie im Liegen oder im Sitzen – zum Beispiel direkt morgens nach dem Aufstehen. Lies dir erst die einzelnen Schritte durch, bevor du die Übung machst.

1. Nimm ein paar bewusste Atemzüge, um dich in einen entspannten Zustand zu bringen.
2. Stell dir vor deinem inneren Auge dein Wohlfühl-Ich vor: du selbst, wenn du mit dir im Einklang bist und dich pudelwohl in deinem Körper fühlst.
3. Nimm dir ein paar Minuten, um deinem Wohlfühl-Ich zuzuschauen, wie es verschiedene Situationen im Alltag mit spielerischer Leichtigkeit meistert. Schau dir an, wie leicht es dir fällt, mit deinem Körper in Verbindung zu stehen, und wie wohl du dich fühlst.
4. Stell dir jetzt vor, wie du zu deinem Wohlfühl-Ich wirst, so als würdest du in dein Wohlfühl-Ich einsteigen. Sieh, was du als dein Wohlfühl-Ich siehst, höre, was du als dein Wohlfühl-Ich hörst, und fühle, wie gut es sich anfühlt, dein Wohlfühl-Ich zu

sein. Achte auf das neue Körpergefühl und auf die wunderbare Leichtigkeit.
5. Erlebe verschiedene Situationen deines Tages aus dieser neuen gedanklichen Perspektive. Stell dir dabei sowohl die alltäglichen Situationen als auch die besonderen Momente dieses Tages vor.
6. Bitte dein Unterbewusstsein, dieses neue Körpergefühl beizubehalten, und erinnere dich im Laufe des Tages immer wieder daran, dieses Gefühl zu aktivieren.

Falls es dir schwerfällt, die Übung allein durchzuführen, habe ich dir als kleines Geschenk eine kostenlose Wohlfühl-Ich-Visualisierungsübung aufgenommen. Du findest sie in deinem Buch-Bonus-Bereich unter **www.mareikeawe.de/buch-bonus**
Viel Spaß damit!

Die vier Grundsätze der intuitiven Ernährung

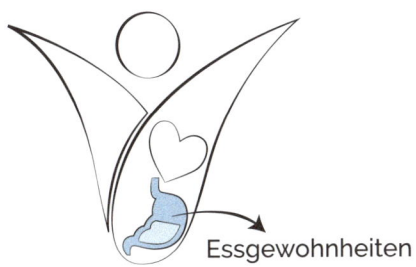

Essgewohnheiten

Erinnerst du dich noch an Intu mit seinem Magen, der für deine **Essgewohnheiten** steht? In diesem Kapitel werde ich dir zeigen, wie du mithilfe der vier Grundsätze des intuitiven Essens endlich wieder die Verbindung zu deinen körperlichen Bedürfnissen aufbaust. Schau dir noch einmal die vier Grundsätze an:

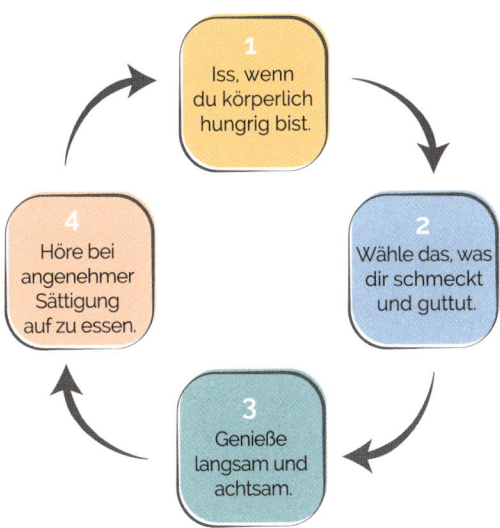

Vielleicht denkst du jetzt: *Das klingt ja alles schön und gut. Aber wie soll ich bitte abnehmen und mein Wohlfühlgewicht erreichen, wenn ich alles esse, was ich will?*

Diese Frage ist durchaus berechtigt, denn in unserer Gesellschaft wird uns der Glaubenssatz eingetrichtert: *Du musst Kalorien einsparen, wenn du abnehmen willst.*

Grundsätzlich ist das auch richtig. Die Frage ist allerdings, *wie* du dieses Kaloriendefizit erzeugst. Denn wenn du hungerst, werden verschiedene Mechanismen in Gang gesetzt, die zu Heißhunger und langfristig zu einer Gewichtszunahme führen. Wenn du stattdessen auf deinen Körper hörst und auf Grundlage deines natürlichen Bedarfs isst, wirst du weniger zu dir nehmen und ohne Heißhunger nach und nach das für deinen Körper optimale Gewicht erreichen.

Die vier Grundsätze des intuitiven Essens können dir eine große Hilfe dabei sein, dich wieder intuitiv zu ernähren und ein natürliches Gefühl für deine inneren Bedürfnisse wiederzuentdecken. An meiner Wortwahl erkennst du schon, dass die Grundsätze nur eine Orientierung, keineswegs strenge Diätregeln sind. Je länger du dich intuitiv ernährst, umso mehr wirst du feststellen, dass du die Grundsätze wie von allein umsetzt, ohne darüber nachzudenken, denn sie stellen dein natürliches Essverhalten dar und fallen dir deshalb nicht schwer. Ich werde dir an dieser Stelle nochmal einen kleinen Überblick darüber geben, was die einzelnen Grundsätze bedeuten, bevor wir im Laufe des Kapitels auf jeden einzelnen Grundsatz eingehen und ich dir meine besten Tipps und Übungen für die erfolgreiche Umsetzung mit an die Hand gebe. Ich möchte nämlich, dass du verstehst, welche Prozesse in deinem Körper vor sich gehen. Nur dann bist du in der Lage, die Grundsätze nicht einfach herunterzubeten, sondern zu verinnerlichen und in Zukunft ganz selbstverständlich anwenden zu können.

Grundsatz 1: Iss, wenn du körperlich hungrig bist

Wenn es dir so geht wie mir früher, hast du die Gewohnheit, aus allen möglichen Gründen zu essen, nur nicht aus körperlichem Hunger. Vielleicht weißt du nicht einmal so richtig, wie sich körperlicher Hunger überhaupt anfühlt. Möglicherweise hast du dir aber auch angewöhnt, deinen Hunger so lange zu unterdrücken, bis du irgendwann heißhungrig wirst. Aber keine Sorge, du kannst das Gefühl wiederentdecken und zum Experten für dein eigenes Hungergefühl werden.

Grundsatz 2: Wähle das, was dir schmeckt und guttut

Wie bereits erwähnt ist dein Körper schlauer als jede Diät. Er weiß genau, was du brauchst, damit du gesund bist und dich rundum wohlfühlst. Sobald du dir die bedingungslose Erlaubnis gibst, alles zu essen, was dir *wirklich* schmeckt und guttut, wirst du merken, dass du ganz neue Vorlieben entwickelst. Wenn du glaubst, damit künftig nur noch Schokolade zum Frühstück zu essen, darfst du dich auf dieses Kapitel besonders freuen. Denn eines vorweg: Das wird ganz sicher nicht der Fall sein! Du wirst lernen, von innen heraus gesunde und weise Entscheidungen in Bezug auf dein Essen zu treffen. Die Übungen, die ich dir im Laufe dieses Kapitels zeige, werden dir dabei helfen.

Grundsatz 3: Genieße langsam und achtsam

Sitzt du manchmal am Esstisch und hast dein Handy in der Hand? Oder isst du vor dem Fernseher, beim Arbeiten, Lesen oder sogar im Gehen? Ständige Ablenkung beim Essen und hastiges gestresstes Essen machen es schwierig, mit deinem Körper in Verbindung zu stehen und auf seine subtilen Hunger- und Sättigungssignale zu achten.

Wenn du dein Essen hingegen zu einer bewussten Tätigkeit machst, wirst du merken, dass du deinen Körper viel besser spüren kannst, weniger isst und mehr Zufriedenheit nach einer Mahlzeit spürst. Dabei sind Achtsamkeit und Genuss die

Schlüsselworte. Ich werde dir im Laufe dieses Kapitels meine besten Tipps verraten, damit es dir gelingt, deine Mahlzeiten wie ein Feinschmecker zu genießen und die Verbindung zu deinen körperlichen Signalen wiederherzustellen.

Grundsatz 4: Höre bei angenehmer Sättigung auf zu essen

Wann hörst du momentan mit deiner Mahlzeit auf? Wenn du deine Portion aufgegessen hast oder dein Kalorienlimit erreicht ist? Oder wenn die ganze Schüssel, Pfanne oder Schokoladentafel leer ist, weil es einfach sooooo lecker war?

Ich kann das gut verstehen, denn so ging es mir früher auch. Eigentlich logisch: Man soll aufhören, wenn man satt ist. Aber wie soll das gelingen? Lass dich überraschen, denn wenn du die Prinzipien, Übungen und Tipps anwendest, die ich dir im Laufe dieses Kapitels nahelege, wird es bald ein Leichtes für dich sein, das halbe Sandwich oder die restliche Tafel Schokolade wegzulegen, wenn du wirklich satt bist.

Mit Achtsamkeit zum Wohlfühlgewicht

Dir ist sicher aufgefallen, dass das intuitive Essen viel damit zu tun hat, achtsam mit den Signalen deines Körpers umzugehen. Vielleicht ist es das erste Mal in deinem Leben, dass du nicht versuchst, äußeren Empfehlungen und Regeln zu folgen, sondern der Intuition deines Körpers zuzuhören. Das kann ganz schön aufregend sein, weil es bedeutet, dass du wieder auf dich selbst und deine innere Stimme hörst. Diese innere Stimme ist in unserer »lauten« Gesellschaft so leise geworden, dass wir gar nicht mehr wissen, wie sie klingt. Der Schlüssel, um deine Intuition wahrnehmen zu können, heißt Achtsamkeit.

Achtsamkeit bedeutet, dass du im Hier und Jetzt präsent bist. Kennst du das? Du machst dir viele Gedanken und Sorgen über Dinge, die entweder in der Vergangenheit oder in der Zukunft liegen – und während du grübelst, fliegt das Leben einfach so an dir vorbei. Sorgen können dich ganz schön stressen, da du ständig an unschöne Erlebnisse aus der Vergangenheit denkst oder versuchst, dir alle möglichen besorgniserregenden Szenarien aus der Zukunft auszumalen. Vermutlich bräuchtest du gleich mehrere Leben, damit diese Dinge tatsächlich eintreten könnten. Die Wahrheit ist: In der Regel passiert meistens nichts davon.

Der einzige Moment, der real ist, ist das *Jetzt*. Jetzt gerade, während du dieses Buch liest. Jetzt gerade, während du *diesen* Atemzug nimmst, es dir gut geht und du am Leben bist.

Übung: Ein achtsamer Moment

Um diesen bewussten Moment genau jetzt zu erleben, schließe kurz deine Augen und fokussiere dich mit all deiner Aufmerksamkeit auf drei komplette Atemzüge.
Einatmen ...
Ausatmen ...

Einatmen ...
Ausatmen ...

Einatmen ...
Ausatmen ...

Sehr gut. Wenn du deinen Fokus soeben ausschließlich auf deine Atmung gelenkt hast, hast du am eigenen Körper erlebt, was Achtsamkeit bedeutet.

In unserer Gesellschaft, in der einem ständig vermittelt wird, dass der eigene Körper nicht schön, dünn oder definiert genug ist, haben sich viele Menschen angewöhnt, ihren Körper zu ignorieren. Sie spüren ihn nicht mehr. Was meinst du: Wenn du deinen Körper ignorierst, wirst du dann Hunger und Sättigung wahrnehmen können und die feinen Signale deines Körpers richtig deuten? Eher nicht, oder?

Hunger passiert nicht in der Vergangenheit oder in der Zukunft. Hunger passiert im Jetzt. Genau aus diesem Grund ist es wichtig, wieder voll und ganz in deinen Körper einzusteigen und in der Gegenwart zu leben, anstatt über die Vergangenheit zu grübeln oder dir Sorgen über die Zukunft zu machen. Damit dir das leichter gelingt, kann dir die folgende Übung helfen.

Übung: Steige in deinen Körper ein

1. Halte einen Moment inne und nimm einen bewussten Atemzug.
2. Stell dir vor, du würdest in deinen Körper einsteigen wie in einen besonders wertvollen Taucheranzug.
3. Stell dir vor, wie du mit deinem Geist jede Ecke und jede Zelle deines Körpers ausfüllst.
4. Spür bewusst nacheinander in deine Zehen, deine Beine, deinen Rumpf, deine Arme, deine Finger und deinen Kopf und mal dir dabei aus, wie du diese Bereiche voll und ganz mit deinem Geist »einnimmst« und ausfüllst.
5. Beende die Übung, indem du beide Füße bewusst auf den Boden stellst und zu dir sagst: »Ich bin hier.«

Tipp: Ich empfehle, diese Übung mehrmals täglich zu machen. Sie dauert nur eine Minute und wird dir zu mehr Präsenz und Bewusstsein verhelfen.

Nach dieser kleinen Einführung zum Thema Achtsamkeit bist du bereit, die vier Grundsätze näher kennenzulernen. Lass uns also direkt einsteigen!

Grundsatz 1: Iss, wenn du körperlich hungrig bist

Eigentlich klingt es wie die normalste Sache der Welt, nur dann zu essen, wenn du wirklich hungrig bist. Aber wenn du ehrlich darüber nachdenkst, wann du normalerweise isst: Was fällt dir auf?

Bei mir war es früher so, dass ich aus allen möglichen Gründen aß, aber mir ehrlicherweise gar nicht im Klaren darüber war, ob ich gerade körperlichen Hunger hatte oder nicht. Ich frühstückte zum Beispiel morgens, bevor ich aus dem Haus ging. Mittagessen gab es für mich, wenn alle anderen zu Mittag aßen, oder einfach, weil mir etwas angeboten wurde. Ich snackte, um mir eine Pause vom Lernen oder Arbeiten zu gönnen. Ich machte mir ein Käsebrot, weil ich abends nach Hause kam und noch kein Abendessen gehabt hatte. Und ich naschte abends vor dem Fernseher, wenn ich heißhungrig war und mich nicht mehr zusammenreißen konnte. Kommt dir irgendetwas davon bekannt vor? Ich aß früher aus allen erdenklichen Gründen, nur oft nicht deshalb, weil ich hungrig war. Heute weiß ich, dass ich die subtilen Hungersignale meines Körpers gar nicht wahrnehmen konnte, weil ich überhaupt nicht auf sie achtete.

Sobald du anfängst, dich wieder mit deinen körperlichen Hungersignalen zu verbinden, wirst du merken, dass sich Essen nur dann wirklich gut anfühlt und richtig gut schmeckt, wenn du tatsächlich körperlich hungrig bist.

Übung: Wann isst du?

Wenn du wirklich nachhaltig etwas an deinem Ernährungsverhalten ändern willst, ist es sinnvoll, dir aufzuschreiben, in welchen Situationen und aus welchen Gründen du momentan isst. Du wirst vermutlich schnell merken, dass manche Gelegenheiten nichts mit körperlichem Hunger zu tun haben. Das ist erst mal überhaupt nicht schlimm und bedeutet auch nicht, dass du in Zukunft in jeder dieser Situationen auf Essen verzichten musst. Es zeigt dir nur auf, wann du momentan noch unbewusst mit deinem Hungergefühl umgehst.

Trage in die Tabelle **mindestens drei Mahlzeiten oder Snacks** der letzten Tage ein, an die du dich erinnern kannst. Reflektiere im Anschluss den **Essensgrund,** indem du dir die Frage stellst: *Was hat mich in diesem Moment dazu gebracht, etwas zu essen?* Möglicherweise merkst du, dass du aus ganz unterschiedlichen Gründen isst, wie zum Beispiel: Essenszeiten, Verabredungen, Vernunft, Gewohnheit, Lust auf Essen oder Langeweile.

Tipp: Selbsterkenntnis ist der erste Schritt zur Besserung, darum sei an dieser Stelle ehrlich zu dir selbst!

Mahlzeit / Snack	Essensgrund

Höchstwahrscheinlich denkst du nach dieser Übung: *Wenn ich jahrelang nicht aus Hunger gegessen habe, woran erkenne ich dann überhaupt, dass ich hungrig bin?* Genau diesen Gedanken hatte ich auch. Deswegen möchte ich dir die verschiedenen Arten von Hunger vorstellen und dir im Anschluss einen Überblick geben, wie sich Hunger für dich anfühlen kann.

Hunger ist ein sehr individuelles Gefühl, welches sich von Tag zu Tag und von Hunger zu Hunger anders anfühlen kann. Unterschiedliche Menschen haben unterschiedliche Hungergefühle. Falls du verlernt hast, wie sich dein Hunger anfühlt, kann es hilfreich sein, wenn du dir erst einmal vor Augen führst, aus welchen drei Arten von Signalen sich dein körperliches Bedürfnis, wieder etwas zu essen, zusammensetzt.

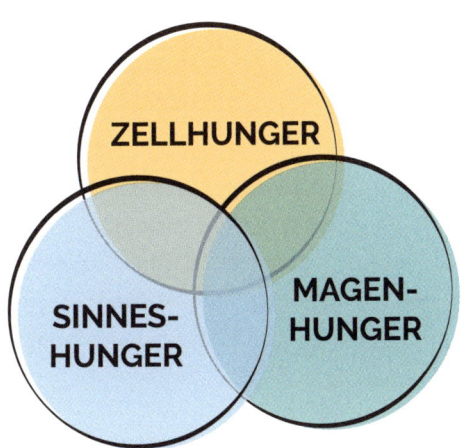

Magenhunger ist das, was die meisten Menschen unter Hunger verstehen: wenn der Magen knurrt oder grummelt. Allerdings ist die Vorstellung, ein knurrender Magen bedeute Hunger, irreführend, da die grummelnden Geräusche auch durch deine Verdauung entstehen können, ohne dass du wirklich hungrig bist. Außerdem ist echtes Magenknurren ein sehr spätes Signal von Hunger, das zu einem hastigen Überessen führen kann.

Magenhunger bedeutet, dass dein Magen nicht mehr gefüllt ist und dein Magen-Darm-System Nachschub fordert. Ein frühes Signal für Magenhunger kann sein, dass sich dein Magen irgendwie leicht und fordernd anfühlt. Wenn du wartest, spürst du irgendwann ein flaues und deutlich forderndes Gefühl in deinem Magen, welches eventuell mit einem leichten Grummeln einhergeht. Wenn du noch länger wartest, wird dieses Gefühl richtig unangenehm und stark fordernd, eventuell entsteht dann auch ein lautes Magenknurren.

Zellhunger ist der eigentliche, der »wahre« Hunger, denn der Sinn von Nahrungsaufnahme besteht darin, deine Zellen mit Energie zu versorgen. Deine Körperzellen brauchen neben Sauerstoff und Wasser Nahrung – beziehungsweise die Energie in Form von ATP, das dein Körper aus der Nahrung gewinnt. Die Abkürzung ATP steht für Adenosintriphosphat, was der universelle Energieträger deines Körpers ist.[1]

Wenn deine Zellen über genug Sauerstoff und genug Wasser verfügen, aber es dir an ATP mangelt, machen sich auf zellulärer Ebene Hungersignale bemerkbar. Das kann zu Beginn ein ganz subtiles Gefühl sein. Wird es stärker, fühlst du dich ein wenig benommen und kannst dich nicht mehr so gut konzentrieren. Wartest du noch länger, wird dir möglicherweise schwindelig, und du bekommst eventuell sogar Kopfschmerzen.

Unter **Sinneshunger** versteht man, dass deine Essenssinne (Sehen, Riechen, Schmecken) Lust auf Nachschub haben. Sinneshunger ist eine Art »Begleithunger«. Er stellt keinen primären Grund zum Essen dar, sondern begleitet den körperlichen Hunger. Sicher ist es dir schon mal passiert, dass du bei Hunger riechen konntest, dass jemand drei Häuserblöcke weiter etwas kocht oder Brot backt. Oder du erinnerst dich an einen Moment, in dem du wirklich hungrig warst und der erste Bissen einfach köstlich geschmeckt hat?

Die einfache Faustregel für Sinneshunger lautet: Wenn du körperlich hungrig bist, sind deine Essenssinne verstärkt. Das bedeutet, du riechst und schmeckst Nahrung intensiver. Wenn du satter wirst, lässt dieses Sinneserlebnis nach.

Neben den drei körperlichen Hungerarten gibt es außerdem die »Essensgelüste«, welche nicht zum körperlichen Hunger gehören. Du erkennst sie an folgenden Merkmalen:
- Der Wunsch zum Essen überfällt dich häufig plötzlich und in starker Intensität.
- Dein Appetit ist auf ganz spezifische Lebensmittel ausgerichtet.
- Das »Hungergefühl« lässt sich nicht durch Essen befriedigen, da du eigentlich etwas ganz anderes benötigst.

Es gibt verschiedene Ursachen für diese Essensgelüste, die ich dir der Häufigkeit nach aufführen möchte:

Psychischer »Mangel« durch Verzicht. Wenn du dir bestimmte Lebensmittel verbietest oder versuchst, nur bestimmte Mengen zu essen (die dir dein Kopf und nicht dein Körper vorgibt), entsteht eine unbewusste Anspannung rund um das Thema Essen, und es kann passieren, dass du vermehrt Essensgelüste bekommst – am liebsten auf die Dinge, die du dir verbietest. Diese Anspannung wird sich auflösen, sobald du dir erlaubst, alles zu essen, was du möchtest.

Emotionaler Hunger. Vielleicht hast du dir angewöhnt, bestimmte Emotionen wie zum Beispiel Wut, Einsamkeit, Langeweile oder Traurigkeit mit dem Essen herunterzuschlucken. Keine Sorge: Im Kapitel »Emotionaler Hunger« werden wir diesem Hunger auf den Grund gehen und ihn ein für alle Mal so lösen, dass du frei bist.

Negatives Körperbild. Allein der Gedanke *Ich bin dick und hässlich!* kann z. B. über einen erhöhten Cortisolspiegel und die Aktivierung ungünstiger Gehirnverschaltungen dazu führen, dass du viel essen möchtest und noch mehr Essensgelüste bekommst. Darauf gehen wir intensiver in Kapitel 5 »Dein Körperbild« ein.

Energie- und Nährstoffmangel. Auch auf körperlicher Ebene kann chronisches »zu wenig essen« oder »nur bestimmte Dinge essen« zu Heißhunger führen. Das kennst du bestimmt: Wenn du eine Low-Carb-Diät machst, hast du ein unstillbares Verlangen nach Brot und Kartoffeln. Bei einer Low-Fat-Diät gelüstet es dich nach Schokolade, Nüssen und Butter. Oder bei chronischem »zu wenig essen« hast du Heißhunger auf alles, was viele Kalorien hat. Dieser Heißhunger ist eine besondere Art von Essensgelüsten, da er aufgrund von wirklichen Nährstoffbedürfnissen deines Körpers entsteht und dich sehr plötzlich überfallen kann. Die gute Nachricht lautet: Diese Art von Gelüsten wird von ganz allein verschwinden, sobald du anfängst, wieder auf deine wahren Hungersignale zu hören und deinen Körper mithilfe von den vier Grundsätzen mit den Nährstoffen versorgst, die er fordert.

Andere körperliche Bedürfnisse. Hast du schon einmal total müde und erschöpft abends vor dem Fernseher gelegen und noch mal zur Schokolade gegriffen, anstatt schlafen zu gehen? Oder gestresst auf Möhren herumgekaut, anstatt eine Runde um den Block zu spazieren? Manchmal verwechseln wir körperliche Bedürfnisse mit echtem Hunger. Wenn du regelmäßig isst, weil du müde bist, gerade eigentlich Bewegung zum Stressabbau brauchst oder Durst grundsätzlich mit Hunger verwechselst, kann das verheerende Folgen für deinen Körper haben. Darum ist es so wichtig, achtsam mit deinen körperlichen Bedürfnissen zu sein.

Typische körperliche Bedürfnisse, aus denen wir grundlos essen, sind die Bedürfnisse nach **Wasser, Schlaf, Entspannung** und **Bewegung.** Stell dir also zur Sicherheit vor dem Essen die Frage: *Habe ich gerade wirklich Hunger, oder ist es ein anderes Bedürfnis?*

Du wirst bald merken, dass sich Müdigkeit körperlich ganz

anders bemerkbar macht als Hunger, zum Beispiel durch Druck hinter den Augen, Gähnen oder einem wohligen Entspannungsgefühl. Da sich insbesondere Hunger und Durst sehr ähnlich anfühlen, empfehle ich dir, bei Hunger zunächst achtsam ein frisches Glas Wasser oder ungesüßten Tee zu trinken. Solltest du fünf Minuten später feststellen, dass du doch hungrig warst, dann kannst du einfach etwas essen.

Da sich die verschiedenen Bedürfnisse bei jedem Menschen anders anfühlen, ist der einzig sinnvolle Weg, dass du wieder lernst, die Sprache deines eigenen Körpers zu sprechen. Die folgende Übung kann dir dabei helfen.

Übung: Erkunde dein Durstgefühl

Wenn du das nächste Mal denkst, dass du durstig bist, achte ganz genau darauf, woran du merkst, dass du Durst hast. An deiner trockenen Kehle? An deiner Unkonzentriertheit?
Trinke bewusst ein Glas Wasser und achte nach jedem Schluck darauf, ob dein Durstgefühl nachgelassen hat. Woran merkst du, dass du genug getrunken hast? An deiner nicht mehr trockenen Kehle? An einem frischen, wachen Gefühl?
Diese Übung hilft dir, ein besseres Gefühl für deinen Körper zu bekommen. Da es für die meisten Menschen einfacher ist, ihr Durstgefühl zu erkunden, bevor sie ihren Hunger kennenlernen, kann diese Übung ein guter Einstieg für dich sein. Du kannst sie später genauso für dein Hungergefühl und andere körperliche Bedürfnisse wiederholen.

Vielleicht raucht dir jetzt gerade der Kopf, und du denkst: *Wie soll ich jemals zwischen all den körperlichen Bedürfnissen und den nicht-körperlichen Gelüsten unterscheiden?* Keine Sorge, wir tasten uns langsam voran und wiederholen alles noch mal.

Zunächst einmal möchte ich dir ein sehr wirkungsvolles Tool vorstellen, das dir dabei hilft, deine Hunger- und Sättigungssignale besser einzuschätzen: das sogenannte **Essspektrum**. Ich habe es für mich selbst und für meine Programmteilnehmerinnen entwickelt und wurde dabei durch die amerikanische Hunger-Scale inspiriert.[2]

Wie du auf diesem Bild sehen kannst, hat das Essspektrum fünf verschiedene Bereiche: zu hungrig, hungrig, neutral, gesättigt und zu voll.

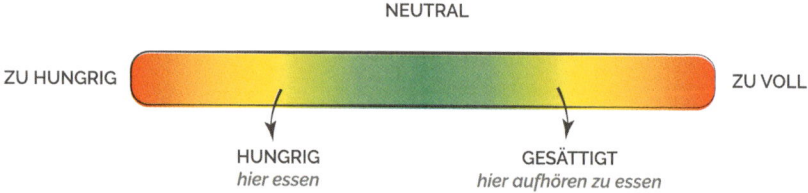

Idealerweise solltest du dann anfangen zu essen, wenn du hungrig, aber nicht *zu* hungrig bist, und damit aufhören, wenn du satt, aber nicht *zu* satt bist. Da es manchmal Situationen gibt, in denen genau das nicht möglich ist (zum Beispiel, wenn du zu einer festen Zeit zum Essen verabredet bist), hilft dir das Essspektrum dabei, deinen Hunger auch mal etwas zu »planen« oder zu schieben.

Wie du sehen kannst, sind die Übergänge zwischen den einzelnen Bereichen stufenlos, es gibt kein Schwarz oder Weiß. Das ist der Grund, der das intuitive Essen so wunderbar flexibel macht und dafür sorgt, dass du es mit Leichtigkeit in deinen Alltag integrieren kannst.

Um mehr mit deinen Hunger- und Sättigungssignalen in Verbindung zu stehen, ist es sehr hilfreich, wenn du dein »inneres Essspektrum« vor Augen hast. Du kannst dich also bei einem Hungergefühl oder wenn gerade Mittagszeit ist und du in der Kantine oder mit deiner Familie verabredet bist, fragen: *Wo in meinem Essspektrum befinde ich mich gerade?* Stell dir das Essspektrum vor deinem inneren Auge vor. Zusätzlich kannst du dir angewöhnen, bei einer Mahlzeit ab und zu eine kleine Pause zu machen, um einzuschätzen, in welchem Bereich der Sättigung du dich gerade befindest.

Ich persönlich habe bei so gut wie jeder Mahlzeit ein spezielles Schmuck-Armband mit Natursteinen in den Farben des Essspektrums als Einschätzungshilfe neben meinem Teller liegen, welches ich für meine Community und für mich entwickelt habe. Wir nennen es das Essspektrum-Armband. Es ist keine Voraussetzung für das intuitive Essen, sondern dient eher als kleine Unterstützung. Falls du das Gefühl hast, dass es dir helfen könnte, besser mit deinen Hunger- und Sättigungssignalen umzugehen, findest du einen Link dazu im Buch-Bonus-Bereich.

Die folgende Tabelle gibt dir noch einmal einen guten Überblick über die häufigsten körperlichen Hunger-Symptome und kann dir für die ersten Tage eine kleine Hilfestellung sein, um dein echtes, körperliches Hungergefühl wiederzuentdecken. Denk immer daran, dass Hungersignale sehr individuell sind und sich jedes Mal etwas anders anfühlen können.

frühe Hungersignale	zu früh	subtiles Gefühl, dass gerade etwas fehlen könnte Magen fühlt sich irgendwie »leicht« an
richtige Hungersignale	genau richtig	leichte Benommenheit und Konzentrationsschwierigkeiten ein leicht flaues oder leicht forderndes Gefühl in der Magengegend Geruchs- und Geschmackssinne sind verstärkt
späte Hungersignale	zu hungrig	Schwindel, Kopfschmerzen, zittrige Hände stark forderndes Gefühl im Magen, eventuell gepaart mit einem lauten Magenknurren

Echter Hunger unterscheidet sich außerdem von emotionalem Hunger, denn echter Hunger …
- wird nach und nach stärker,
- lässt sich in der Regel durch verschiedene Lebensmittel befriedigen und ist nicht auf ein bestimmtes Lebensmittel ausgerichtet
- und lässt sich durch Essen stillen.

Viele Menschen tun sich zu Beginn des intuitiven Essens schwer damit, frühe Hungersignale zu erkennen. Einige warten so lange, bis ihnen schwindelig wird oder sie zu zittern anfangen. Aus diesem Grund möchte ich dir deinen körperlichen Hunger als Freund und Weggefährten für die nächsten Wochen vorstellen. 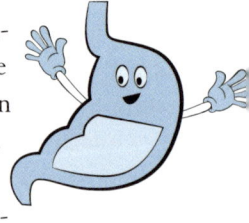 Möglicherweise seid ihr euch seit einer Weile nicht mehr begegnet und müsst euch erst wieder besser kennenlernen?

Meinen Hunger als Freund zu betrachten und ihn sogar gernzuhaben, war für mich eine vollkommen neue Erfahrung. Während ich zuvor immer versucht hatte, ihn durch übermäßiges Trinken und kalorienarme Lebensmittel zu betäuben, kam mir diese neue Sichtweise nach einer gewissen Eingewöhnungsphase erstaunlich angenehm und entspannt vor.

Kennst du die typischen Mechanismen, mit denen wir unseren körperlichen Hunger in Diätzeiten betäuben, aus deinem eigenen Alltag? Das sind zum Beispiel:
- übermäßiger Kaffeekonsum
- Trinkanfälle von Wasser, Light-Getränken oder Tee
- häufiges Kaugummikauen
- Essen von kalorienarmen Lebensmitteln wie zum Beispiel Light-Produkten, Unmengen an Obst und Gemüse oder Reiswaffeln
- Konsum von Zigaretten oder Alkohol

Denk immer daran: Wenn du deinen körperlichen Hunger ignorierst, rächt sich dein Körper durch unkontrollierte Essanfälle. Diese führen früher oder später zu einer Gewichtszunahme. Du hast also nichts gewonnen, wenn du deinen Hunger ignorierst. Freunde dich mit ihm an und geht diesen spannenden Weg gemeinsam. Dein Hunger hat nichts gegen dich – er hilft dir dabei, gesund zu bleiben und dich wohlzufühlen, wenn du ihn ehrst.

Übung: Hallo, Hunger!

Die folgende Übung kann dir dabei helfen, dein Hungergefühl wieder besser wahrzunehmen und deinen Hunger willkommen zu heißen, anstatt ihn zu verdrängen. Lies dir die einzelnen Schritte durch, bevor du sie absolvierst.

1. Halte kurz inne und nimm bewusst einen tiefen Atemzug. Wenn du magst, kannst du deine Hände zur Unterstützung auf deinen Bauch legen. Sage gedanklich oder laut zu dir selbst: *Ich begrüße meinen körperlichen Hunger.*
2. Fühle neugierig in deinen Körper hinein und achte darauf, ob und wo du ein Hungergefühl wahrnimmst. Spüre dabei in deinen Magen und dann in deinen gesamten Körper hinein.
3. Wenn du ein Hungergefühl wahrnehmen kannst, schätze es mithilfe des Essspektrums in seiner Intensität ein. Wenn du dich im gelben Bereich befindest und Hungersignale wahrnimmst, iss entweder direkt etwas oder plane ein, dass du in der nächsten halben Stunde bis Stunde eine Mahlzeit zu dir nimmst.

Tipp: Ich empfehle dir, diese Übung zu Beginn mehrmals am Tag, vielleicht sogar jede Stunde, durchzuführen, da es gerade am Anfang deiner Zeit als intuitive Esserin eine Herausforderung sein kann, dein Hungergefühl wiederzuentdecken.

Grundsatz 2: Wähle das, was dir schmeckt und guttut

Essen, was dir schmeckt und guttut? Ehrlich? Vermutlich hast du in den letzten Jahren versucht, Lebensmittel zu vermeiden, die dir zwar besonders gut schmecken und vielleicht gar nicht einmal schlecht bekommen, die allerdings auf deiner imaginären roten Liste der verbotenen Lebensmittel standen. Und genau die sollst du jetzt essen dürfen? Genauso ist es! Auch ich habe früher allen möglichen Ernährungsphilosophien vertraut, nur nicht der Stimme meines eigenen Körpers.

Bestimmt kennst du diese Situation: Du hast Hunger, isst einen Apfel und fühlst dich danach total unbefriedigt. Vielleicht gibt es dann noch eine Banane aus dem Obstkorb, bevor du dich über die Pasta, das frische Bauernbrot mit Butter oder Eiscreme mit Karamell und Keksstückchen hermachst. Hättest du gleich gegessen, worauf du Lust hattest, hättest du dir und deinem Körper unnötige Kalorien und vor allem Stress durch deinen Verzicht erspart. Wenn du gerade konsequent Diät führst, hältst du es vielleicht noch ein paar Tage oder Wochen aus, deine Bedürfnisse zu ignorieren. Das Problem ist aber, dass dein Körper irgendwann merkt, dass er dir nicht vertrauen kann. Du bekommst Heißhunger auf genau die Dinge, die du dir verbietest. Solltest du jemals eine Diät geführt oder versucht haben, durch ein Kaloriendefizit abzunehmen, kennst du das bestimmt aus eigener Erfahrung.

Du kennst durch Kapitel 2 die vielfältigen Mechanismen, die zu einer Gewichtszunahme führen, wenn du deinem Körper Lebensmittel vorenthältst. Erinnerst du dich noch an den kleinen Sherlock Holmes PYY 3-36, der für ein vermehrtes

Hungergefühl sorgt, wenn du zum Beispiel kein Fett isst, obwohl du es brauchst? Ich hoffe, dass es dir mit Sherlock Holmes und den anderen Hormonen im Hinterkopf leichter fällt, dir genau das zu erlauben, was dir schmecken würde und was dir gut bekommt – denn das ist meistens genau das, was dein Körper gerade benötigt.

Ich persönlich versuchte in Diätphasen häufig, auf Fett und kalorienhaltige Lebensmittel zu verzichten. Irgendwann war mein Heißhunger dann so groß, dass ich Unmengen an Schokolade vertilgte. In meinem Unterbewusstsein baute sich daraufhin die Überzeugung auf: *Ich kann meinem Körper nicht vertrauen! Wenn ich das zu mir nehme, was mein Körper will, esse ich nur noch Schokolade.*

Als ich endlich wieder anfing, ehrlich auf die Bedürfnisse meines Körpers zu hören, erlaubte ich mir auch wieder Schokolade. Der Unterschied: Ich genoss die Schokolade nun achtsam und konnte spüren, wann ich genug hatte. Zudem fing ich an, die Schokolade zu kombinieren – zum Beispiel mit Obst oder mit einem Butterbrot. Oftmals reichte mir dadurch ein einziger Riegel anstatt einer ganzen Tafel. Ich esse heute unterm Strich viel weniger Schokolade als in der Zeit, in der sie verboten war und ich ständig Heißhunger darauf hatte.

Wenn du mich fragst, ob Schokolade ungesund ist, lautet meine Antwort: Alles ist ungesund, wenn du zu viel davon isst. Die Dosis macht das Gift.

Was aber ist der Grund dafür, dass wir die »verbotenen« und ungesunden Lebensmittel so reizvoll finden? Weil sie so hergestellt werden, dass sie süchtig machen? Zum Teil stimmt das. Allerdings gibt es in meinen Augen noch einen weiteren Grund, der deutlich gravierender ist: Sie sind verboten. Verzicht macht aus einem Lebensmittel, das möglicherweise gar nicht besonders gut schmeckt, eine begehrenswerte Leckerei.

Übrigens gilt das nicht nur für Essen – es handelt sich vielmehr um ein psychologisches Phänomen, das tief in uns Menschen verwurzelt ist. In meiner Jugend war ich oft in Typen verknallt, die mir unerreichbar erschienen. Sobald sie anfingen, Interesse an mir zu zeigen, war der Reiz irgendwie weg, und ich hatte keine Lust mehr, ihnen hinterherzulaufen. Vielleicht kennst du den Spruch: »Mach dich rar, und du bist der Star.« Ich weiß, es klingt ziemlich banal, aber so funktioniert nun einmal unser Steinzeit-Trieb. Wenn dein Nervensystem denkt: *Ich kriege etwas nicht, was eventuell zu meinem Lebenserhalt nötig sein könnte,* fokussierst du dich umso mehr darauf. Falls dich der Vergleich mit jungen Männern irritiert, dann denke gern an Adam und Eva zurück. Wäre der verbotene Apfel nicht verboten gewesen, hätten sie ihn überhaupt nicht gewollt.

Durch Verzicht entstehen Heißhunger und Anspannung rund um das Thema Essen. Erst dann, wenn du dir wirklich keine Lebensmittel mehr verbietest, wirst du die Erfahrung machen, dass Schokolade, Croissants, Softdrinks oder was auch immer du dir bisher verboten hast, gar nicht mehr das sind, auf was du täglich Appetit hast. Sie werden an Attraktivität verlieren. Das funktioniert mit Schokolade genauso wie mit Männern oder Frauen, denen man unsinnigerweise hinterherläuft. Vertrau mir, ich spreche aus Erfahrung.

Eine meiner *intueat*-Teilnehmerinnen hatte früher immer einen Lieblings-Dönermann um die Ecke, bei dem sie sich zum Trost nach schlechten Arbeitstagen einen Döner holte. Nachdem sie von den vier Grundsätzen gehört hatte, kaufte sie sich bewusst bei ihrem nächsten Hungergefühl einen Döner bei ebendiesem Dönermann. Sie packte ihn zu Hause auf dem Wohnzimmertisch fein säuberlich aus und legte ihn auf einen großen Teller. Sie nahm den Döner hoch, betrachtete ihn und biss, dem dritten Grundsatz folgend, langsam und achtsam hinein. **IGITT!** Viel zu stark gewürzt und triefend fettig! Der Döner schmeckte ihr überhaupt nicht, und sie musste ihn wegwerfen.

Ich könnte dir unzählige Geschichten dieser Art von meinen *intueat*-Programmteilnehmerinnen erzählen, aber da du vermutlich gerade schon mit den Hufen scharrst und endlich lernen möchtest, wie du wieder auf deinen Körper hörst, steigen wir jetzt in den zweiten Grundsatz des intuitiven Essens ein.

Übung: Was isst du momentan?

Auch beim zweiten Grundsatz ist es sehr wichtig, ehrlich und bewusst zu sein. Schreibe auf, welche Lebensmittel-Bewertungen momentan in deinem Kopf vorherrschen. Welche Lebensmittel sind für dich so »gut«, dass du versuchst, besonders viel davon zu essen? Welche sind eher »neutral«, welche »verboten«? Welche Bewertungen und Glaubenssätze verbindest du mit Lebensmitteln? (Zum Beispiel: *Bananen machen dick, Nüsse sind gut für die Gefäße, aber Kalorienbomben* etc.)

Übrigens: Diese Übung hat *nicht* das Ziel, dir zu zeigen, dass deine Bewertungen falsch sind und du sie löschen solltest. Ich möchte dir nur dabei helfen, zu erkennen, dass du dich momentan vielleicht noch mehr von deinem Verstand als von deinem intuitiven Gefühl leiten lässt. Was ich genau damit meine, erfährst du im Anschluss an die Übung.

Lebensmittel	Bewertung	Was ich damit verbinde
	✓ ± ✗	
	✓ ± ✗	
	✓ ± ✗	
	✓ ± ✗	
	✓ ± ✗	
	✓ ± ✗	

> Tipp: Iss eines der Lebensmittel, die du dir bislang verboten hast, doch mal ganz bewusst und langsam und frage dich, ob es dir wirklich so gut schmeckt, wie du bisher geglaubt hast. Schmeckt es dir tatsächlich? Und kannst du es nun mehr genießen, weil du es durch das langsame Essen bewusst wahrnimmst, anstatt es in Angst und Hektik zu verschlingen?

Möglicherweise überkommt dich beim Gedanken an das intuitive Essen die Befürchtung, dass du nur noch Schokolade oder ungesunde Lebensmittel essen wirst, sobald du auf deinen Körper hörst. Du siehst dich bereits Brownies mit flüssigem Schokokern zum Frühstück verputzen, täglich eine Packung Gummibärchen als Snack für zwischendurch naschen oder allabendlich Pizza mit einer Extraportion Käse verzehren. Ich kann deine Bedenken verstehen, denn ich war eine Zeit lang vollkommen überzeugt davon, dass ich jeden Tag Schokolade essen würde, wenn ich nicht mehr darauf verzichte. Und ich muss zugeben, dass es am Anfang meiner Zeit als intuitive Esserin bestimmt auch so war und ich mehr Süßes aß als vorher. Im Laufe der Zeit fand ich jedoch schnell heraus, dass ich Schokolade eigentlich gar nicht so oft brauche, wie ich vorher gedacht hatte, als sie noch den Reiz des Verbotenen hatte. Es kann also sein, dass du zu Beginn vermehrt Appetit auf die »verbotenen Früchte« hast – das wird sich jedoch mit der Zeit wieder normalisieren.

Menschen greifen nicht automatisch zu ungesundem Essen, nur weil sie es könnten, wie in der Clara-M.-Davis-Studie nachgewiesen werden konnte.[3] In der Untersuchung aus den 1920er-Jahren wurde sechs bis elf Monate alten Kindern eine große Auswahl an Essen angeboten. Sie durften selbstständig wählen, was sie wann essen wollten. Dabei stellten die Wissenschaftler fest, dass jedes Kind zu verschiedenen Essenszeiten ganz unterschiedliche Lebensmittel bevorzugte, aber alle Kinder intuitiv zu wissen schienen, was wirklich gut für den eigenen Körper ist. Denn die Kinder hatten nach Ende des Experiments keine Mangelerscheinungen und erfreuten sich bester Gesundheit.

Wenn ich heute in meinem Lieblingscafé sitze, beobachte ich manchmal, wie eine Mutter ihrem Kind ein Stück Weißbrot verbietet. Eine andere drängt, das Kind möge doch bitte den Teller leer essen. Wenn ich das sehe, verstehe ich, warum wir schnell das Gespür dafür verlieren, was wir eigentlich gerade benötigen. Natürlich weiß ich, dass diese Mütter ihre Kinder lieben und es nur gut mit ihnen meinen. Ich würde mir jedoch wünschen, dass ein Umdenken einsetzt, das Kindern erlaubt, ihr intuitives Gespür für die richtige Ernährung beizubehalten.

Im Gegensatz zu den meisten Menschen in unserer Gesellschaft bin ich davon überzeugt, dass gesunde Ernährung nicht »von außen nach innen« funktioniert, indem man irgendwelche Ernährungsregeln befolgt. Wirklich gesunde Ernährung wirkt »von innen nach außen«, indem du auf die Bedürfnisse deines Körpers achtest.

Die folgenden vier Smileys sollen dir dabei helfen, die für deinen Körper ideale Essenswahl zu treffen:

	Bekommt mir schlecht	Bekommt mir gut
Schmeckt mir gut	😐	🙂
Schmeckt mir schlecht	🙁	😐

Wie du weißt, lautet Grundsatz 2: »Wähle das, was dir schmeckt und guttut!« In der Tabelle kannst du beide Faktoren wiederentdecken:

Der Geschmacksfaktor: Schmeckt mir das gut?
Der Wohlfühlfaktor: Bekommt mir das gut?

Wie du oben in der Tabelle sehen kannst, ergeben sich in der **Kombination von Geschmacks- und Wohlfühlfaktor** unterschiedliche Möglichkeiten. Ich empfehle dir, wenn möglich Lebensmittel aus der Kategorie mit dem lachenden Smiley zu wählen. Es ist wichtig, dass diese Entscheidung von innen heraus passiert. Übrigens können die Lebensmittel, die dir schmecken und guttun, täglich variieren, ganz nach deinen aktuellen körperlichen Bedürfnissen.

Ich selbst habe erst eine Zeit lang Nuss-Nugatcreme zu so gut wie jeder Mahlzeit zu mir genommen, bis ich irgendwann feststellte, dass sie mir erst nicht mehr gut bekam und ganz langsam auch nicht mehr wirklich schmeckte. Achte dafür einfach auf den Geschmack und darauf, wie du dich nach der Mahlzeit fühlst.

Je länger du dich im intuitiven Essen übst, umso mehr wirst du merken, dass dir die Dinge, die dir schlecht bekommen, irgendwann auch nicht mehr schmecken werden – wie die Nuss-Nugatcreme in meinem Fall. Oder du wirst diese Lebensmittel automatisch nur noch in Maßen konsumieren, weil dein Körper und deine Geschmackssinne anfangen, sich dagegen zu wehren.

Gerade zu Beginn kann es für dich hilfreich sein, wenn du dir immer dann, wenn du etwas zu dir nimmst, diese beiden Fragen stellst:

Schmeckt mir das wirklich gut?
Bekommt mir das wirklich gut?

Dabei ist der Geschmack eher eine Momentaufnahme, während du isst. Das Wohlbefinden entdeckst du vor allem, nachdem du die Mahlzeit zu dir genommen hast oder Teile der Mahlzeit in deinem Magen gelandet sind.

Ich habe beispielsweise festgestellt, dass ich häufig, nachdem ich zu viele Nudeln gegessen hatte, ein schweres Gefühl im Bauch verspürte und nicht richtig zufrieden war. Wenn ich heute hingegen Nudeln mit Gemüse kombiniere, fühle ich mich nach dem Essen meistens viel besser und leichter. Aber auch dieses Gefühl hängt von meinem jeweiligen Hungergefühl ab: Manchmal bekommt mir »leichteres« Essen besser, manchmal »schwereres«.

Übung: Weise Essensentscheidungen treffen

Die folgende Meditation hilft dir dabei, in Zukunft die Lebensmittel zu wählen, die richtig für dich sind. Du kannst die Übung immer dann absolvieren, wenn du Hunger verspürst und eine intuitive Essensentscheidung treffen möchtest. Lies dir die einzelnen Schritte zuerst einmal durch, bevor du sie absolvierst.

1. Halt kurz inne und schließ deine Augen. Nimm einen bewussten Atemzug, um dich ein wenig zu entspannen. Du kannst zur Unterstützung auch die Hände auf deinen Bauch legen.
2. Stell dir nun vor, wie du nacheinander verschiedene Lebensmittel isst, die dir zur Auswahl stehen. Achte darauf, wie sie dir schmecken und wie sie in deinem Magen und deinem Körper ankommen. Spüre, wie es sich anfühlt, die Lebensmittel zu dir zu nehmen. Wenn es sich richtig anfühlt: herzlichen Glückwunsch zu deiner weisen Essenswahl!

Tipp: Ich persönlich liebe diese Visualisierungsübung und absolviere sie oft, bevor ich entscheide, was ich essen soll, egal ob im Restaurant, zu Hause oder unterwegs. Auch wenn du noch skeptisch bist: Vertrau mir bitte und versuch, den Übungen eine Chance zu geben, auch wenn es sich zu Beginn vielleicht seltsam anfühlt.

Früher dachte ich: *Wenn ich unterwegs bin, nehme ich von zu Hause ein dunkles Körnerbrot mit Käse, Salat und Gurke mit. Das ist gesund.* Grundsätzlich ist nichts gegen Gurke, Salat, Käse und Körnerbrot einzuwenden – allerdings ist gesund nicht immer das, was dich auch zufriedenstellt.

Als ich anfing, schlanke Menschen zu beobachten, stellte ich fest, dass sie nicht immer das wählen, was aus ernährungsmedizinischer Sicht am gesündesten wäre, sondern eher das, worauf sie gerade so richtig Lust haben. Sie essen unterwegs auch mal einen Schokoriegel und nehmen ihren Apfel einfach wieder mit nach Hause, wenn sie keinen Appetit auf ihn hatten. Im Selbstexperiment fand ich dann heraus, dass ein Schokoriegel manchmal viel befriedigender ist als ein Apfel oder mein selbst geschmiertes Käsebrot und ich dadurch viel weniger brauche, um satt und glücklich zu sein.

Versuche, deine Mahlzeiten so befriedigend wie nur möglich zu gestalten und wirklich das zu essen, was dich gerade sättigen würde. Essen sollte keine Verbote und keine Zwänge beinhalten. Essen soll Spaß machen!

Was natürlich nicht bedeutet, dass du **nur** aus Spaß essen solltest. Das wiederum hätte die Lebensmittelindustrie ganz gern, und damit hat sie auch großen Erfolg: In den Supermarktregalen findest du Spaßessen in rauen Mengen. Spaßessen bezeichne ich als Essen, das nicht dafür gedacht ist, deinen körperlichen Hunger zu stillen, sondern einzig und allein zum Zeitvertreib existiert. Was bedeutet das genau?

Bestimmte Lebensmittel werden in der Werbung emotional so aufgeladen, dass du sie besonders gern und aus gefühlsmäßigen Impulsen heraus isst. Meistens enthält Spaßessen wenige bis gar keine Vitamine, Spurenelemente, Pflanzen- oder Ballaststoffe und ist häufig stark industriell verarbeitet. Ein typisches Beispiel für Spaßessen sind Chips, Gummibärchen oder Schokoriegel, bei denen die Zutatenliste so klein gedruckt ist, dass du die Buchstaben und vor allem Ziffern nicht mehr erkennen kannst.

Wie du bereits erfahren hast, sorgt Verzicht einerseits für subtile Anspannungen rund um das Thema Essen und dafür, dass du möglicherweise Heißhunger auf bestimmte Lebensmittel entwickelst. Andererseits wirst du dich körperlich nicht sonderlich gut fühlen, wenn du den ganzen Tag nur Chips und Schokoriegel isst.

Ich habe die Erfahrung gemacht, dass ich Spaßessen am besten in Maßen genießen kann, vor allem dann, wenn ich mir die Erlaubnis gebe, auf meine Intuition zu hören und zeitgleich mit meinem inneren Essspektrum in Verbindung stehe. Ich habe die hundertprozentige Erlaubnis, Spaßessen zu mir zu nehmen. Indem ich mir all diese Lebensmittel nicht verbiete, ist es mir erst möglich, ehrlich auf meine Intuition zu hören. Es hat sich mit der Zeit bei mir eine Art natürliches Gleichgewicht im Verhältnis 90 zu 10 eingestellt – das bedeutet, dass weniger als 10 Prozent der Lebensmittel, die ich täglich zu mir nehme, Spaßessen sind. Allerdings denke ich über diese Quote nicht aktiv nach, sondern lasse meinen Körper und meine Intuition entscheiden. Auch natürlich schlanke Menschen essen manchmal ohne Hunger, sondern nur aus Freude – wie zum Beispiel Popcorn im Kino. Darauf gehen wir in Kapitel 4 »Emotionaler Hunger« noch einmal genauer ein.

Übrigens hat eine Studie herausgefunden, dass Frauen, die die Nährwertangaben von Lebensmitteln genau studieren, ein erhöhtes Risiko für Heißhungerattacken haben – und zwar um 17 Prozent gegenüber den Frauen, die die Nährwertangaben nicht lesen.[4] Spätestens jetzt sollte dir klar werden, dass es kontraproduktiv ist, sich allzu lange damit auseinanderzusetzen, ob das, was du essen möchtest, gesund ist oder nicht. Hör auf deine Intuition! Sie sagt dir genau, was du brauchst. Ich empfehle dir, immer dein inneres Essspektrum im Hinterkopf zu haben. Solltest du anfangs verunsichert sein, die früher verbotenen Lebensmittel in deinen Speiseplan zu integrieren, empfehle ich dir, sie umso achtsamer zu genießen.

In den letzten Jahren habe ich die Erfahrung gemacht, dass jeder Mensch intuitiv genau weiß, was eine gesunde und nahrhafte Ernährung beinhaltet. Ich bin der festen Überzeugung, dass dein Körper komplett ohne ernährungsmedizinisches Fachwissen entscheiden kann, was er benötigt. Doch manchmal kann es hilfreich sein, im Hinterkopf zu haben, welche Lebensmittelkategorien zu einer ausgewogenen Ernährung grundsätzlich dazugehören.[5]

Um optimal zu funktionieren, benötigt dein Körper verschiedene **Makronährstoffe.** Dazu zählen die folgenden Gruppen:
- Kohlenhydrate (zum Beispiel in Obst & Gemüse, Brot, Reis)
- Fette (zum Beispiel in Nüssen, Butter und Ölen)
- Eiweiße (zum Beispiel in Eiern, Tofu, Fleisch, Milchprodukten und zum Teil in Gemüse)

Versuche, deinem Körper täglich Lebensmittel aus allen Gruppen anzubieten. Finde so heraus, was dich wirklich satt und zufrieden macht, denn das ist von Körper zu Körper sehr unterschiedlich. Während ich zum Beispiel prozentual mehr Kohlenhydrate esse, ernährt sich mein Freund Marc deutlich mehr von Eiweißen. Andere Menschen brauchen mehr Fett, um sich rundum gut zu fühlen und gesund zu sein. Die Verteilung hängt zudem von deinem aktuellen körperlichen Zustand und natürlich davon ab, ob du dich körperlich viel oder eher wenig bewegst.

Mikronährstoffe sind ebenfalls notwendig für deinen Körper und liefern im Gegensatz zu den Makronährstoffen keine Kalorien, sondern wichtige Inhaltsstoffe, die dein Organismus für einen gesunden Stoffwechsel benötigt. Zu den Mikronährstoffen zählen vor allem die Vitamine (A, B_{1-12}, C, D, E, K), Mengenelemente (zum Beispiel Magnesium, Kalium und Calcium) und Spurenelemente (zum Beispiel Iod, Zink und Eisen), Ballaststoffe (zum Beispiel Zellulose) und sekundäre Pflanzenstoffe.

Da du durch die falsche Ernährung sowohl Über- als auch

Unterversorgungen von Vitaminen und Mineralstoffen haben kannst, möchte ich dir drei wirklich einfache Regeln an die Hand geben, die dir helfen, deinen Körper optimal zu versorgen:

1. Iss abwechslungsreich! Versuche, verschiedene Lebensmittel in deinen Ernährungsplan zu integrieren, anstatt bei jeder Mahlzeit dasselbe zu essen.
2. Biete deinem Körper regelmäßig Obst und Gemüse an, wenn du bemerkst, dass du hungrig wirst und darüber nachdenkst, was dir gerade schmecken könnte. Wenn du gerade keinen Appetit auf Obst oder Gemüse hast, dann musst du es nicht essen. Aber das Angebot an deinen Körper sollte da sein.
3. Achte darauf, wie dir deine Ernährung bekommt. Wenn du zum Beispiel keine Milch oder kein Brot verträgst, solltest du diese Lebensmittel nicht essen.

Wichtig ist, dass du deine ausgewogene Ernährung zu einer Wohlfühlentscheidung machst. Solltest du das Gefühl haben, dich zu irgendetwas zwingen zu müssen, ist es vermutlich so, dass du es entweder gerade nicht benötigst, oder dass du noch unbewusste Diätüberzeugungen in dir trägst, die dich davon abhalten, dich intuitiv zu ernähren. Negative Energien oder schlechte Gefühle sind immer ein Signal, genauer hinzuschauen und dich mit deinen unbewussten Glaubenssätzen auseinanderzusetzen, zu denen wir später noch ausführlicher kommen.

Grundsatz 3: Iss achtsam und bewusst

Der dritte Grundsatz widmet sich der Achtsamkeit beim Essen. Vermutlich weißt du, dass viele Menschen den ganzen Tag damit verbringen, übers Essen nachzudenken. Wenn sie dann aber tatsächlich Nahrung zu sich nehmen, essen sie so schnell und unachtsam, dass sie davon überhaupt nicht satt werden, geschweige denn ihr Essen genießen können.

Bestimmt warst du schon einmal im Kino und hast während des Films Popcorn gegessen. Irgendwann hast du in die Popcorntüte gegriffen, und es war nichts mehr drin, ohne dass du bemerkt hast, dass du die Tüte wirklich leer gegessen hattest – geschweige denn satt geworden bist. Wäre noch etwas in der Tüte gewesen, hättest du es sicher auch noch verputzt. Mir ist das früher regelmäßig vor dem Fernseher passiert. Ich habe mir zwei Scheiben Brot geschmiert und dann angefangen, meine Lieblingsserie zu schauen. Ich erinnerte mich an den ersten Bissen – und im nächsten Moment war das Brot plötzlich weg. Vermutlich hätte ich auch vier oder fünf Scheiben gegessen, ohne es wirklich zu registrieren. Kennst du solche Situationen?

Übung: Wie isst du?

Schreibe auf, was du tust, während du isst. Schaust du nebenher fern oder liest ein Buch? Wälzt du Probleme in deinem Kopf hin und her? Streitest du dich mit deinem Partner oder spielst mit deinem Hund? Fährst du nebenbei Auto oder scrollst durch dein Smartphone? Lernst oder arbeitest du nebenher? Denk an **mindestens drei Mahlzeiten oder Snacks** der letzten Tage. Sei dabei wie immer komplett ehrlich!

Mahlzeit / Snack	Tätigkeit während des Essens

Und, ist dir etwas aufgefallen? Falls du dich während des Essens wirklich nur mit dem Essen beschäftigst: Glückwunsch! Wenn du aber häufig viele andere Dinge parallel tust, die dich vom bewussten Genießen ablenken, wirst du begeistert sein von der Genussrevolution, die dich erwartet.

Der Schlüssel, um **Sättigung** und **Zufriedenheit** beim Essen zu erreichen, heißt achtsames Essen. All deine Sinne sind mit deiner Intuition verknüpft, und je achtsamer du isst, umso intensiver wirst du spüren, was dein Körper gerade wirklich benötigt. Da dies insbesondere zu Beginn schwierig sein kann, habe ich dir eine Reihe von Tipps zusammengestellt, die dir helfen können. Sie sind natürlich kein Muss, sondern eine Hilfestellung.

1. Mach Essen zu einer echten Tätigkeit

Essen ist eine bewusste Tätigkeit und keine Sache, die man nebenbei erledigen sollte. Wenn du unaufmerksam isst, weil du gerade Fernsehen schaust oder liest, ist die Wahrscheinlichkeit sehr groß, dass du mehr zu dir nimmst, als dein Körper benötigt. Darum schalte den Fernseher aus, leg dein Smartphone weg und klapp dein Buch zu. Iss nicht schon, während du das Essen zubereitest, sondern warte ganz bewusst damit, bis es fertig ist und du dich darauf konzentrieren kannst.

Versuche in den kommenden Tagen, dir für eine Mahlzeit mindestens zwanzig bis dreißig Minuten Zeit zu nehmen, dich hinzusetzen und mit allen Sinnen zu genießen. Dein Körper braucht etwa zwanzig Minuten, bis er dir die ersten Sättigungssignale sendet. Darum ist es wichtig, dass du dir Zeit beim Essen nimmst und dich bewusst deiner Mahlzeit widmest. Das kann dir im ersten Moment ungewohnt vorkommen. Aber mit der Zeit wird es einfacher, und das Essen wird zu einer bewussten und wohltuenden Aktivität.

Vielleicht schlägst du nun die Hände über deinem Kopf zusammen und denkst: *Ich habe aber keine Zeit für so was, Mareike! Ich arbeite Vollzeit, habe Kinder zu Hause und finde nicht einmal fünf Minuten am Tag für mich.* Das kann ich wirklich sehr gut verstehen, denn auch bei mir war Zeit sehr lange ein seltenes Gut. Ich habe Medizin studiert, parallel an meiner Doktorarbeit geschrieben und mein Unternehmen mit zwanzig Mitarbeitern geführt. Doch worauf es wirklich ankommt, ist das richtige Priorisieren. Ich habe Essen auch in stressigen Zeiten zur Priorität gemacht und mir die Zeit genommen, es so bewusst wie gerade möglich zu mir zu nehmen. Dadurch war meine Mahlzeit nicht nur ein Genuss, sondern eine erholsame Pause im stressigen Alltag, und ich konnte danach wieder konzentrierter weiterarbeiten.

Wünschst du dir nicht manchmal auch mehr Verschnaufpausen? Wie wäre es, wenn du durch intuitives Essen mehr Achtsamkeit und Ruhe in deinen Tag integrierst und dadurch Pausen machst, die dich darin unterstützen, dein Wohlfühlgewicht zu erreichen? Du schlägst damit zwei Fliegen mit einer Klappe!

Wenn du wirklich etwas an deinem Essverhalten verändern möchtest, solltest du auch bereit sein, etwas mehr Zeit in dich zu investieren. Denn die magische Pille, bei der du einfach so weitermachst wie bisher und auf einmal wie von Zauberhand dein Wohlfühlgewicht erreichst, gibt es nicht. Falls du noch Zweifel hast, wie du in deinem Leben anders priorisieren sollst, habe ich später in diesem Kapitel noch Hilfestellungen für das richtige Lösungsfinder-Mindset in deinem Alltag vorbereitet.

2. Kopf aus, Körper an: Sei bewusst im Hier und Jetzt

Vielleicht kennst du das: Du sitzt am Esstisch, und in Gedanken bist du die ganze Zeit beim Stress auf der Arbeit, zählst die Kalorien mit oder planst gedanklich dein Wochenende. Wann immer du dir Sorgen oder Gedanken über etwas machst, bist du entweder in der Vergangenheit oder in der Zukunft – allerdings nicht im Hier und Jetzt und vor allem nicht in deinem Körper.

Versuche, das Essen zu einer Art Meditation zu machen. Konzentriere dich bewusst auf die Lebensmittel und auf deine Sinneswahrnehmungen während des Essens. Sobald du merkst, dass sich dein Kopf wieder Sorgen über irgendetwas macht, lass den Gedanken vorbeiziehen wie eine Wolke am Himmel und konzentriere dich erneut auf dein Essen. Falls der Gedanke nicht gehen will, kannst du dir eine Notiz dazu machen und ihn auf später verschieben. Was dir außerdem dabei helfen kann, präsent zu bleiben, ist, wenn du beide Füße auf den Boden stellst, bewusst atmest und dir sagst: *Ich bin hier.*

3. Fokussier dich auf die sinnlichen Qualitäten deines Essens

Wenn du aufhörst, dich auf die »Diätqualitäten« deines Essens zu konzentrieren – also zum Beispiel: möglichst wenige Kalorien und fettarm –, kannst du die sinnlichen Qualitäten deiner Lebensmittel wahrnehmen. Während du in einer Diätphase bei der Essenswahl immer rationale Entscheidungen getroffen hast, ist es jetzt Zeit, wieder zu fühlen.

Fokussier dich beim Essen auf folgende Qualitäten:
- Geschmack und Geruch: süß, sauer, salzig, bitter
- Aussehen: Farbe, Konsistenz
- Temperatur: warm, kalt
- Konsistenz: hart, weich, cremig, flüssig, zäh, trocken
- Schwere: leicht, schwer

Auf diese Art wirst du vielleicht ganz neue Geschmacksvorlieben entdecken. Probier es einfach aus!

4. Iss langsam und kaue gründlich

Langsamkeit ist aus zweierlei Hinsicht wirklich sinnvoll: Erstens wirst du früher merken, wenn du satt bist, und dadurch weniger essen. Zweitens fällt es dir dadurch leichter, deine unbewussten Gewohnheiten zu beobachten und zu durchbrechen, wenn sie nicht zielführend sind. Dadurch bist du noch während einer

Mahlzeit in der Lage zu überprüfen: *Habe ich überhaupt noch Hunger? Esse ich das, was ich gerade wirklich brauche? Oder esse ich gerade nur aus Gewohnheit um 18 Uhr eine große Portion Salat?*

Eine gute Übung für den Beginn ist, wenn du deine Essgeschwindigkeit auf ein Drittel deines normalen Tempos reduzierst. Du wirst spüren, dass du so deutlich besser aus deinen alten, unbewussten Mustern ausbrechen kannst.

Wenn du gründlich kaust, verbesserst du außerdem die Fähigkeit deines Körpers, das Essen zu verdauen. Du wirst merken, dass dein Essen bekömmlicher wird und du viel weniger Verdauungsbeschwerden hast. Viele Ärzte empfehlen, jeden Bissen mindestens zwanzigmal zu kauen, bevor man ihn herunterschluckt. Das mag etwas dogmatisch klingen, aber wenn du es mit spielerischer Leichtigkeit betrachtest, kann es Spaß machen, einfach mal die Kaubewegungen zu zählen. Es hilft dir außerdem, präsent zu bleiben.

5. Stell dir vor, du wärst ein Feinschmecker

Insbesondere zu Beginn meiner Zeit als intuitive und achtsame Esserin hat es mir sehr geholfen, mir vorzustellen, ich wäre ein Feinschmecker, der ein Gourmet-Restaurant testet. Das kannst du auch!

Stell dir bei jedem einzelnen Bissen vor, du würdest eine besondere Köstlichkeit probieren. Iss zuerst das von deinem Teller, was dir besonders gut schmeckt. Wenn du verschiedene Dinge auf dem Teller hast, stelle jede einzelne Gabel oder jeden Löffel zu einer besonders schmackhaften Komposition zusammen. Betrachte dein Essen mit Liebe. Achte auf die feinen Aromen, die Konsistenz und die einzelnen Geschmacksnuancen deiner Mahlzeit. Schmecke den Bissen intensiv zu Ende, bevor du herunterschluckst. Lege dein Besteck nach jedem Bissen aus der Hand, da du ansonsten bereits mit dem nächsten Bissen beschäftigt bist und dich nicht voll und ganz auf den Genuss konzentrieren kannst. Probiere einmal aus, deinen Löffel oder deine Gabel erst dann wieder vom Tellerrand zu nehmen, wenn du zu Ende gekaut und hinuntergeschluckt hast.

Wenn du magst, schließ zwischendurch die Augen, um dich noch intensiver auf das Geschmackserlebnis einzulassen. Je achtsamer und intensiver du genießt, umso deutlicher wirst du die wahren Bedürfnisse und Signale deines Körpers spüren können und umso zufriedener wirst du nach deiner Mahlzeit sein.

6. Leg zwischendurch Pausen ein

Eine weitere Empfehlung von mir ist, zwischendurch Pausen einzulegen und einen »Mund-Magen-Check« zu absolvieren. Dabei richtest du deine Aufmerksamkeit zunächst in deinen Mund und stellst dir die Frage: *Wie schmeckt mir das Essen gerade?*

Dann richtest du die Aufmerksamkeit in deinen Magen und fragst dich: *Wie viel Hunger habe ich noch? Bin ich schon satt?*

Diese Achtsamkeitspausen helfen dir ebenfalls dabei, die Verbindung zu deinem Körper zu stärken und aus deinen Automatismen auszubrechen.

Grundsatz 4: Höre bei angenehmer Sättigung auf zu essen

Die meisten Menschen essen so lange, bis der Teller leer, ihr Kalorienlimit erreicht oder das schlechte Gewissen zu groß ist. Das Problem daran ist, dass du …
- danach entweder ziemlich unzufrieden bist und bald erneut Hunger hast, weil du zu wenig gegessen hast,
- oder ständig über deinen Hunger hinaus isst, was der durchaus häufigere Fall ist.

Übung: Wann hörst du auf?

Wann hörst du auf zu essen? Lässt du dir von einer vorgegebenen Portionsgröße deine Essensmenge vorschreiben? Reflektiere deine Gewohnheiten, indem du an deine letzten Mahlzeiten oder Snacks zurückdenkst. Sei auch hier wieder komplett ehrlich zu dir selbst.

Mahlzeit / Snack *Wann höre ich auf zu essen?*

_____

_____

_____

_____

Wie fühlt sich richtige Sättigung eigentlich an? Das Sättigungsgefühl ist ein wohlig-warmes Gefühl, das sich in deiner Bauchgegend bemerkbar macht. Die ersten Signale für Sättigung sind, dass das Geschmackserlebnis ein bisschen nachlässt. Vielleicht erinnerst du dich noch an den Sinneshunger, der deinen körperlichen Hunger begleitet.

Das mit dem nachlassenden Geschmack kannst du sehr gut bei kleinen Kindern beobachten, die während der Mahlzeit immer langsamer essen und das Essen auf dem Teller von rechts nach links schieben, bis sie es schließlich irgendwann einfach stehen lassen. Der Grund dafür: Wenn das Essen nicht mehr so gut schmeckt, ist es einfach weniger interessant.

Der folgende Überblick über Sättigungssignale wird dir dabei helfen, dein Sättigungsgefühl in Zukunft wieder besser wahrnehmen zu können.

frühe Sättigungssignale (leichte Sättigung)	**leicht gesättigt**	Dein Hunger lässt nach.
		Das Essen schmeckt dir nicht mehr so gut wie zu Beginn.
		Es fällt dir schwerer, mit der Aufmerksamkeit beim Essen zu bleiben.
richtige Sättigungssignale (wohlige Sättigung)	**genau richtig satt**	Es fühlt sich an, als würde sich dein Magen schließen.
		Du hast keinen Hunger mehr.
		Jeder weitere Bissen schmeckt weniger gut.
		Du fühlst dich wohlig, satt und zufrieden, aber zugleich immer noch leistungsfähig.
		Zwischendurch hast du das Gefühl, zufrieden seufzen zu können.
		Deine Gedanken driften zu anderen Dingen ab.
späte Sättigungssignale (schwere Sättigung)	**zu satt**	Du bemerkst ein zunehmendes Völlegefühl, das mit jedem Bissen zunimmt.
		Dein Magen ist gedehnt und fühlt sich voll an.
		Es widerstrebt dir, weiterzuessen.

Bei der richtigen Sättigung mit dem Essen aufzuhören klingt so einfach und ist in der Umsetzung doch manchmal so schwer. Angenehme Sättigung kann nur dann eintreten, wenn du …

- aus echtem Hunger gegessen hast – denn ohne Hunger gibt es keine Sättigung,
- das gegessen hast, was dein Körper braucht, denn ansonsten werden nicht genügend Sättigungshormone ausgeschüttet,
- und achtsam und bewusst gegessen hast – falls nicht, hast du vielleicht gar nicht wahrgenommen, dass du etwas gegessen hast.

Es ist schwierig, Sättigung zu erreichen, wenn du die ersten drei Grundsätze des intuitiven Essens missachtest. Das Gute daran:

Wenn du dann isst, wenn du körperlich hungrig bist, das wählst, was dir schmeckt und guttut, und dir ausreichend Zeit und Aufmerksamkeit beim Essen lässt, kommt die Sättigung von ganz allein. Sie zu spüren und wiederzuentdecken ist ein Prozess, bei dem du dich mit jedem Mal genauer kennenlernst und dein Sättigungsgefühl immer besser einschätzen kannst. Sei dir bewusst, dass dieser Prozess seine Zeit braucht und nicht von einem auf den anderen Tag perfekt laufen wird.

Ich möchte dir hier meine Tipps mit an die Hand geben, damit du ein besseres Gefühl für deine Sättigung entwickeln kannst.

1. Iss langsam

Wie bereits erwähnt setzt das Sättigungsgefühl oftmals erst etwa zwanzig Minuten nach Beginn deiner Mahlzeit ein. Darum kann es sehr hilfreich und unterstützend sein, langsam zu essen. Wenn du einen natürlich schlanken Menschen oder ein kleines Kind beobachtest, wirst du sehen, dass diese Menschen ihr Esstempo an ihr Hungergefühl anpassen. Zu Beginn der Mahlzeit, wenn der Hunger noch sehr groß ist, essen sie schneller. Mit zunehmendem Sättigungsgefühl wird das Tempo langsamer.

Es gibt eine unglaublich süße Videoaufnahme von meiner Schwester, die als Kleinkind vor einem großen Eisbecher sitzt und immer langsamer löffelt, bis sie schließlich dabei einschläft und sich mit dem Gesicht voran ins Schokoeis legt. Für meine Schwester gab es wie für viele Kinder natürlich nichts Tolleres als Schokoladeneis. Doch Essen wird uninteressant, wenn die Sättigung einsetzt. Da du das intuitive Essen wiedererlernst, empfehle ich dir, von Beginn deiner Mahlzeit an achtsam und langsam zu essen. Wenn das nicht gleich funktionieren sollte, ist das kein Problem, es ist noch kein Meister vom Himmel gefallen. Doch insbesondere zum Ende deiner Mahlzeit hin, wenn dein Hungergefühl beginnt nachzulassen, solltest du ganz bewusst versuchen, langsamer zu werden.

*2. Hör rechtzeitig auf und führ dir vor Augen,
dass du jederzeit wieder essen kannst*

Gerade dann, wenn du vielleicht jahrelang trainiert hast, über dein Hungergefühl hinaus zu essen, kann es am Anfang schwierig sein, dein Sättigungsgefühl wirklich wahrzunehmen. Daher empfehle ich dir, dann mit dem Essen aufzuhören, wenn du kein Hungergefühl mehr verspürst. Solltest du zehn Minuten später doch wieder hungrig sein, ist das gar kein Problem, denn du kannst einfach wieder essen! Es ist nämlich so, dass dich der Gedanke *Ich muss jetzt essen, weil ich nicht weiß, wann ich wieder etwas bekomme* über das Sättigungsgefühl hinaus essen lässt. Glücklicherweise leben wir nicht mehr in der Steinzeit, in der die Menschen nie wussten, wann ihnen das nächste Mammut über den Weg läuft. Wir haben heute Kühlschränke, Gefriertruhen und durchgehend geöffnete Supermärkte mit noch mehr Kühlschränken und Gefriertruhen. Essen ist jederzeit mehr als genug verfügbar, wenn du es dir erlaubst.

3. Im Zweifelsfall: Stell einen Timer

Wenn du am Tisch sitzt und dir nicht sicher bist, ob du satt bist oder nicht, kann es helfen, wenn du erst mal aufhörst zu essen, dir einen Timer auf zehn Minuten stellst und etwas vollkommen anderes machst. Am besten etwas, bei dem du nicht ans Essen denkst. Blumen gießen vielleicht oder den Müll rausbringen. Wenn dein Timer klingelt und du wirklich noch Hunger hast: Iss weiter. Wenn du keinen Hunger mehr hast: Räum den Tisch ab und warte, bis sich dein neuer Freund, der Hunger, wieder bei dir meldet.

4. Dein Körper ist kein Mülleimer

Fällt es dir schwer, Essen liegen zu lassen, Reste wegzuwerfen oder zu »verschwenden«? Ich kann das sehr gut verstehen.

Ich werde oft gefragt, ob es nicht verschwenderisch ist, wenn ich mich intuitiv ernähre, da man beim intuitiven Essen ja ständig etwas auf seinem Teller liegen lassen würde. Tatsächlich verschwende ich, seitdem ich intuitiv esse, viel weniger Essen als jemals zuvor. Früher habe ich ständig Dinge eingekauft und gegessen, die mein Körper nicht benötigt hat. Heute kaufe und esse ich das, was mir wirklich schmeckt und was mein Körper braucht.

Wenn ich nicht so viel Hunger habe, bestelle ich mir manchmal einfach nur eine Vorspeise, statt einer in dem Moment viel zu üppigen Hauptspeise. Wenn es dennoch mal Reste gibt, bewahre ich sie oftmals für die nächste Mahlzeit auf oder lasse sie mir im Restaurant einpacken. Ich denke dann immer: *Wenn du satt bist, bist du satt. Auch wenn es dir in deiner Kindheit vielleicht eingeredet wurde: Es wird keine hungernden Kinder in Afrika retten, und auch das Wetter wird morgen nicht besser, wenn du die komplette Portion in dich hineinstopfst.* Der Einzige, der leidet, wenn du es dennoch tust, ist dein Körper. Es bringt niemandem etwas, wenn du isst, ohne dabei wirklich hungrig zu sein.

5. Atme in den Bauch und stell die »Nächster Bissen-Frage«

Eine kleine Übung, die mir selbst sehr geholfen hat, ist, dass ich zwischen den einzelnen Bissen einen bewussten und tiefen Atemzug nehme und mich frage: *Wird der nächste Bissen dazu beitragen, dass mein Hungergefühl nachlässt? Wird er mich satter und zufriedener machen, oder habe ich keinen Hunger mehr und er wird mich voller und schwerer machen?*

Wenn du das Gefühl hast, dass der nächste Bissen dazu beiträgt, dass dein momentan noch vorhandenes Hungergefühl nachlässt und du dich in Richtung angenehmer Sättigung bewegst, solltest du weiteressen. Trägt der Bissen jedoch dazu bei, dass du dich von einem wohligen Sättigungsgefühl in Richtung »vollgestopft« bewegst, solltest du ihn nicht mehr zu dir nehmen. Hilfreich ist es auf jeden Fall, dabei das Essspektrum mit den verschiedenen Farben im Hinterkopf zu haben.

6. Stärke die Verbindung zu deinem Körper
Im Laufe der letzten Jahre ist mir immer mehr aufgefallen, dass ich insbesondere in stressigen und unachtsamen Phasen Probleme habe, mein Sättigungsgefühl wahrzunehmen. Der Grund ist, dass ich in solchen Zeiten tagsüber nicht wirklich mit meinem Hungergefühl in Verbindung stehe. Wenn ich dann etwas esse, kann ich gar nicht so richtig einschätzen, wie groß mein Hunger gerade wirklich ist. Ich spüre zwar unterschwellige Hungersignale und weiß, dass ich hungrig sein müsste, da ich den ganzen Vormittag noch nichts gegessen habe, aber mein Körper fühlt sich irgendwie »taub« an. Ich nehme mich nicht richtig wahr und achte deswegen auch nicht auf die Bedürfnisse meines Körpers.

Um dieses Gefühl zu verhindern, ist es wichtig, dass du insbesondere in stressigen Phasen nicht aus deinem Körper »auscheckst« und ihn ignorierst, sondern auch dann, wenn du viel zu tun hast, in deinen Körper hineinhörst. Dabei kannst du die Übung »Hallo, Hunger!«, die du zu Beginn dieses Kapitels kennengelernt hast, nutzen. Du wirst merken, dass du so mehr Verbindung zu deinem natürlichen Hungergefühl aufbaust und durch deine Achtsamkeit zudem effektiver wirst und weniger Stress verspürst. Denk immer dran: Das Leben findet im Hier und Jetzt statt! Stress und Unbewusstheit entstehen, wenn du dir ständig Sorgen über die Vergangenheit oder über die Zukunft machst und aus der Gegenwart auscheckst.

7. Entspann dich beim Essen und leg den Abnehmzwang ab
Wer sich unbewusst oder bewusst unter Druck setzt, abnehmen zu *müssen*, versperrt oft den Zugang zum Sättigungsgefühl. Viele denken, dass sie schlank sein müssen, um genug zu sein oder geliebt zu werden. Sie setzen sich dadurch unbewusst unter Druck. Das Problem dabei ist: Druck erzeugt immer Gegendruck. Du wirst also tendenziell mehr essen anstatt weniger! Denn Druck und Stress lassen deinen Stresshormon-Spiegel stei-

gen und mindern die Aktivität deines parasympathischen Systems, welches eine wichtige Funktion im Sättigungsvorgang einnimmt. Mit anderen Worten: Wenn du dich stresst, schlank werden zu müssen, wird es schwierig, satt zu werden. Der Abnehmzwang lässt dich eher zu- als abnehmen. Im Kapitel 5 »Dein Körperbild« gehen wir noch einmal intensiver auf dieses Thema ein. Was dir auf jeden Fall bei der Entspannung hilft, ist, wenn du dir vor Beginn jeder Mahlzeit sagst: *Ich habe nichts zu verlieren. Ich kann nur gewinnen.*

Wie du die Grundsätze in dein Leben integrierst

Auch wenn du schon viele Tipps von mir erhalten hast, wie du intuitives Essen wieder neu für dich entdecken kannst, wird es dir nicht unbedingt helfen, wenn du versuchst, sie der Reihe nach perfekt umzusetzen. Es geht vielmehr darum, dass du deine eigene Art von intuitivem Essen findest. Ich möchte dir eine Methode mit auf den Weg geben, die dir helfen wird, echte Fortschritte auf deinem individuellen Weg zu machen: **das Lösungsfinder-Mindset.**

Während die meisten Menschen permanent darüber nachdenken, was alles schiefgehen kann, und sich ständig fragen, warum sie scheitern werden, sucht ein Lösungsfinder nach einer Lösung und stellt sich dabei Fragen, die eben jene Lösung positiv beeinflussen.

Du kannst dir dein Gehirn wie eine Suchmaschine vorstellen. Wenn du die Frage stellst, *Wie kommt es, dass ich immer wieder scheitere?,* wird dir dein Gehirn unzählige Gründe ausspucken, weshalb du immer wieder scheiterst. Wenn du dich stattdessen fragst, *Wie kann ich Erfolg haben?,* fallen die Antworten der Suchmaschine ganz anders aus – nämlich positiv. Dein Gehirn hilft dir dabei, dich auf die Lösung zu fokussieren und mit dir Wege zu suchen, wie du mehr Erfolg hast. Wenn du beim Essen

also vor einer Herausforderung stehst und nicht weißt, wie du dich ihr stellen sollst, können die folgenden Fragen hilfreich sein:
- Wie würde ein natürlich schlanker Mensch handeln?
- Wie könnte eine einfache Lösung für mein Problem aussehen?
- Wie kann ich mein Ziel erreichen?
- Wie kann ich daran wachsen?
- Was wäre, wenn ich wüsste, dass ich nicht scheitern kann?
- Was kann ich aus dieser Situation lernen?

Oder meine liebste Frage:
- Wie würde mein Wohlfühl-Ich handeln?

Vielleicht denkst du an dieser Stelle: *Okay, Mareike, das klingt ja alles schön und gut. Aber was ist, wenn ich doch mal einen Fehler gemacht habe? Wie gehe ich damit um?*

Wenn wir noch mitten in unserem Diät-Ich feststecken, neigen wir häufig dazu, in eine Art Schwarz-Weiß-Denken zu verfallen. Entweder wir sind »brav«, und es läuft super – oder wir brechen die Diät ab und sind »böse«. Dann ist uns alles egal, denn dann ist es sowieso schon zu spät.

Vielleicht kommt dir diese Situation bekannt vor: Du hast dich ein paar Tage oder Wochen an deine Vorsätze gehalten und sogar etwas abgenommen. Dann machst du einen einzigen Fehltritt, und es ist der Beginn einer Phase voller Selbstvorwürfe und vieler weiterer Fehltritte mit anschließender Gewichtszunahme.

Was denkst du, wie natürlich schlanke Menschen damit umgehen, wenn sie mal zu viel gegessen haben? Richtig, sie fühlen sich in diesem Moment körperlich nicht so gut, aber sie würden niemals auf die Idee kommen, sich nun Vorwürfe zu machen und ihr schlechtes Gefühl mit einer Tüte Chips oder einem Tag Fasten zu verdrängen. Im Gegenteil, sie verzeihen sich, lernen aus der Situation und machen es das nächste Mal besser.

Das Leben ist nicht schwarz-weiß, sondern kunterbunt. Genau

deswegen ist es wichtig, dass du dein Essverhalten nicht dogmatisch betrachtest, sondern dir bewusst wirst, dass es viele Facetten hat. Es ist sehr wahrscheinlich, dass auch du Fehler machen wirst – die Frage ist nur, wie du damit umgehst. Ich muss dazu sagen, dass ich das Wort »Fehler« nicht optimal finde. Denn Essen ist kein Fehler, es kann dir höchstens nicht bekommen oder nicht guttun. Du kannst dich irren, das ist absolut menschlich und normal. Im Folgenden möchte ich deswegen lieber von einem Irrtum als von einem Fehler sprechen.

Betrachte jedes Mal, wenn du dich bei der Auswahl oder Menge deines Essens geirrt hast oder einen Essanfall hattest, als eine Chance. Denn jeder Irrtum ist eine großartige Gelegenheit, noch einmal am eigenen Leib zu erfahren, worauf du Wert legst. Es kommt nur darauf an, wie du mit deinen Rückschlägen in der Zukunft umgehst. Mach sie zu deinen Stärken, nicht zu deinen Schwächen!

Im Umgang mit Irrtümern können dir die nachfolgenden Schritte helfen.

Schritt 1: Verzeih dir und entspanne dich
Mach dir klar, dass Irrtümer passieren werden. Es bringt nichts, wenn du dich danach gedanklich tadelst oder dir Vorwürfe machst. Wenn du dir stattdessen verzeihst, bringst du dich in eine kraftvolle Position, in der du entspannt und effektiv aus deinem Irrtum lernen kannst.

Schritt 2: Lerne aus dem Irrtum
Stell dir die Frage: *Wie ist es zu meinem Irrtum gekommen? Kann ich ihn in Zukunft vermeiden? Was kann ich tun, um in Zukunft besser mit Irrtümern umzugehen?* Mach dir einen konkreten Plan und visualisiere im Geiste, wie du ihn umsetzt. Wenn du aus jedem Irrtum lernst, wirst du immer besser werden, bis du irgendwann ein echter Profi bist. Denn der Unterschied zwischen einem erfolgreichen Menschen und einem nicht erfolgreichen

Menschen ist doch der: Erfolgreiche Menschen begehen dieselben Irrtümer wie nicht erfolgreiche Menschen, sehen darin allerdings eine Chance für sich, um besser zu werden, statt einen Grund, um aufzugeben.

Schritt 3: Besinn dich wieder auf deine Intuition
Auch wenn du mal zu viel oder das Falsche gegessen hast: Dein Körper wird den Irrtum über die nächsten Tage ausgleichen, solange du dich wieder auf deine Intuition besinnst. Sollte der Irrtum noch einmal passieren, ist es eine wunderbare Chance, um weiter daraus zu lernen. Hab ein bisschen Geduld mit dir! Schließlich bist du eine lange Zeit immer wieder ganz bestimmte Trampelpfade entlanggelaufen. Es braucht Mut und Ausdauer, neue Wege zu gehen – auch in deinem Gehirn.

Intuitives Essen ist keine kurzfristige Ernährungsumstellung, sondern eine grundsätzliche Einstellung zum Leben. Es geht um das Wiedererkennen von etwas, das bereits in dir liegt – ein Wissen, das in jedem von uns steckt! Ziel ist, dass du ein Essverhalten entwickelst, das sich in jede Situation deines Lebens integrieren lässt. Egal ob du im Urlaub bist, eine stressige Zeit im Studium oder bei der Arbeit hast oder gerade eine Beziehungskrise durchlebst. Nur dann, wenn du den Perfektionismus und das Schwarz-Weiß-Denken ablegst und verstehst, dass das Leben bunt ist, kannst du dich wirklich auf das intuitive Essen einlassen und es in dein Leben integrieren.

Ich könnte an dieser Stelle unzählige Situationen aus dem Leben eines Menschen aufzählen und erklären, wie eine intuitive Esserin und Lösungsfinderin bestmöglich mit dieser Herausforderung umgehen würde. Allerdings würde das den Rahmen des Buches sprengen. Jeder Mensch ist außerdem anders und hat in seinem Alltag ganz unterschiedliche Herausforderungen zu bewältigen – und genau wie jeder Mensch anders ist, so ist auch jede Art des intuitiven Essverhaltens individuell.

Nichtdestotrotz möchte ich dir etwas an die Hand geben, das dich unterstützt, wenn du mal in eine Alltagssituation kommst, in der du nicht weiterweißt. Vielleicht sind für dich dein hektischer Alltag mit Kindern, feste Essenszeiten oder soziale Essensverabredungen besonders schwierig? Ich habe dir im Buch-Bonus-Bereich unter **www.mareikeawe.de/buch-bonus** eine Zusammenfassung der häufigsten herausfordernden Alltagssituationen bereitgestellt, in der du schmökern kannst, falls du in einer bestimmten Situation nicht weiterkommst.

4 Emotionaler Hunger

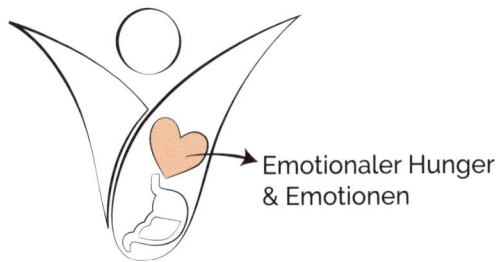

Ich bin zu Besuch bei meiner Gastfamilie in Spanien. Mein einjähriger Gastbruder Pepe ist soeben aus dem Mittagsschlaf aufgewacht und bester Laune. Er brabbelt auf dem Arm seiner Mutter vergnügt vor sich hin und strahlt übers ganze Gesicht, als er mich sieht. Am liebsten würde er direkt auf mich zulaufen, aber das kann er mit seinen dreizehn Monaten noch nicht. Meine Gastmutter stellt ihn vorsichtig auf den Boden, Pepe greift ihre Hand und wackelt freudig auf mich zu. Das kann er schon sehr viel besser als bei meinem letzten Besuch! Ich beobachte, wie er sich mit seinen winzigen Händen an nur einem einzigen Finger seiner Mutter festhält. Den braucht er bald auch nicht mehr, *denke ich und beobachte, wie meine Gastmutter in diesem Moment ganz behutsam ihren Finger aus seiner Hand zieht. Pepe bemerkt das in seiner Euphorie gar nicht, und plötzlich läuft er die ersten Schritte seines Lebens ganz allein. Ich bin zutiefst berührt und weiß, dass ich diesen Moment nicht vergessen werde.*

Hast du manchmal das Gefühl, dass Essen dich an die Hand nimmt und dir Sicherheit gibt? Genau wie meine Gastmutter den kleinen Pepe? Dich verlässlich in die Arme schließt, wenn du dich allein oder ungeliebt fühlst? Oder dir unangenehme Aufgaben versüßt, indem es dich auf andere Gedanken bringt?

Das sind die Momente, in denen du deinem emotionalen Hunger begegnest.

Momente, in denen du nicht isst, weil du echten körperlichen Hunger verspürst, sondern um ein ungutes Gefühl zu betäuben oder eine innere Leere buchstäblich mit Essen aufzufüllen.

Vielleicht erkennst du dich hier sofort wieder, dann solltest du diesem Kapitel deine ganz besondere Aufmerksamkeit schenken. Möglicherweise bist du dir aber auch noch gar nicht sicher, ob du manchmal aus emotionalen Gründen isst, weil du noch nie so richtig darüber nachgedacht hast.

Die meisten Menschen essen aus ganz unterschiedlichen emotionalen Gründen, ohne es bewusst wahrzunehmen. Manche snacken sich bei Langeweile durch den Tag, indem sie hier mal einen Schokoriegel, dort ein Eis und unterwegs noch eine Brezel essen. Andere brauchen unbedingt etwas zum Knabbern, wenn sie gestresst sind, sich ärgern oder unter Anspannung stehen. Wieder andere brauchen erst mal eine deftige Mahlzeit, damit der Stress von ihnen abfällt, und viele trösten sich beispielsweise mit Süßigkeiten, wenn sie sich allein oder traurig fühlen. All das sind Situationen, in denen der emotionale Hunger aktiv ist.

Doch weshalb lassen sich unsere emotionalen Bedürfnisse eigentlich so gut mit Essen befriedigen? Warum hilft es uns, wenn auch nur für den Moment, bei Einsamkeit eine Packung cremiges Schokoladeneis zu löffeln?

Der Grund dafür ist, dass du bereits in deinen ersten Lebensmonaten gelernt hast, die Nahrungsaufnahme mit vielen positiven Emotionen zu verbinden. Mit der Säuglingsmilch hast du nicht nur Nährstoffe aufgenommen, sondern wurdest durch den liebevollen und engen Körperkontakt zu deiner Mutter auch mit einer großen Portion Nähe, Geborgenheit und Liebe versorgt. Der Genuss von Essen ist also von Anbeginn deines Lebens mit einem wohligen Gefühl verbunden – und auch natürlich schlanke Menschen essen manchmal aus emotionalem Hunger. Beispielsweise wenn sie am Wochenende ins Kino gehen und das Popcorn hinter der Theke so lecker duftet, dass es sie an die Kinobesuche ihrer Kindheit erinnert. Oder wenn die Schwiegermutter den Lieblingserdbeerkuchen zum Sonntagskaffee gebacken hat, der mit frischer Schlagsahne so unglaublich gut schmeckt.

Es ist somit vollkommen normal und richtig, dass Essen in gewisser Weise auch schöne Emotionen hervorruft. Es sollte nur nicht als Lücken- oder Magenfüller dazu dienen, deine emotionalen Bedürfnisse zu befriedigen, denn hier lauert die Gefahr in der natürlichen Verbindung von Essen und Emotionen.

Wenn du im Laufe deines Lebens gelernt hast, dass du Essen zweckentfremden kannst, ist es sehr wahrscheinlich, dass es dich manchmal tröstet, ablenkt oder bei Langeweile unterhält. Diese erlernten Gewohnheiten führen nicht nur zu mehr Gewicht auf der Waage, sondern auch dazu, dass du nicht mehr so gut mit deinem körperlichen Hunger in Verbindung stehst, ihn somit viel schwerer erspüren und von deinem emotionalen Hunger unterscheiden kannst.

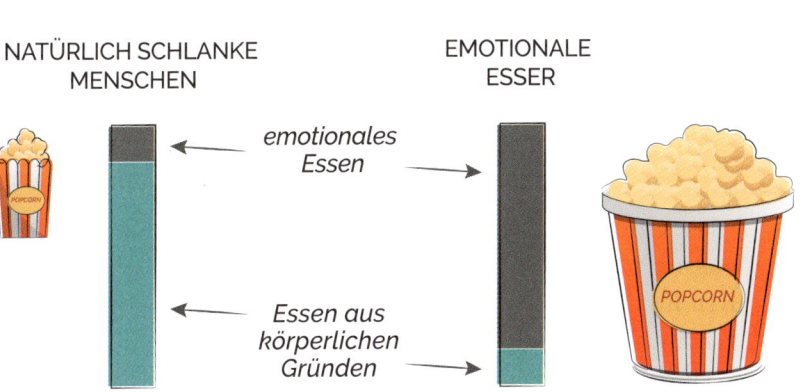

Wie die Grafik zeigt, essen natürlich schlanke Menschen deutlich seltener aus emotionalen Gründen und nehmen dabei auch wesentlich weniger Nahrung zu sich als emotionale Esserinnen, weil sie besser mit ihrem Körper und ihrer Intuition in Verbindung stehen. Deshalb müssen sie nicht die Jumbopackung Popcorn aufessen und sind nach einem Stück Erdbeerkuchen mit Sahne bereits wohlig zufrieden.

Ziel dieses Kapitels ist es, dass du erkennst, ob und vor allem wann du aus emotionalen Gründen isst, um deinen emotionalen Hunger im Anschluss mit den hier beschriebenen Strategien zu lösen. Falls du im Laufe dieses Kapitel verstehst, dass das emotionale Essen dir in manchen Situationen eine verlässliche Stütze war, musst du es nicht von heute auf morgen loslassen. Denn bevor du das nachhaltig tun kannst, darfst du lernen, wie du ohne das emotionale Essen auf angemessene und gesunde Art und Weise mit deinen negativen Gefühlen umgehst.

Sobald du dich darin sicher fühlst, kannst du die Stütze des emotionalen Essens loslassen und ohne sie durchs Leben gehen – so wie der kleine Pepe eines Tages den Finger seiner Mutter loslassen konnte, um auf eigene Faust die Welt zu erkunden.

Woran erkennst du emotionalen Hunger?

Ich habe viele Jahre aus emotionalen Gründen gegessen, ohne mir überhaupt dessen bewusst zu sein. Als ich anfing, wieder auf die wahren Bedürfnisse meines Körpers zu achten, löste sich der emotionale Hunger zu einem sehr großen Teil von allein. Dennoch merkte ich, dass ich in Prüfungs- und Stressphasen manchmal wieder rückfällig wurde und Schokolade das Einzige war, was mir half, mit meiner Anspannung umzugehen.

Heute bin ich sensibler für meinen emotionalen Hunger und weiß ziemlich genau, wie er sich anfühlt und wie ich ihn lösen kann. Da Bewusstsein wie immer der erste Schritt ist, erkläre ich dir zuerst, wie du deinen emotionalen Hunger erkennen kannst, bevor wir darauf eingehen, wie du ihn löst.

Die folgenden Merkmale helfen dir dabei, deinen emotionalen Hunger zu identifizieren. Denn nur wenn du erkennst, dass dein Hunger nicht immer körperlich ist, bist du überhaupt in der Lage, etwas zu ändern.

Merkmal 1: Emotionaler Hunger fühlt sich dringend an

Echter, körperlicher Hunger ist geduldig, während emotionaler Hunger nach Essen *drängt*. Bei körperlichem Hunger kannst du bemerken, wie er nach und nach stärker wird, während der emotionale Hunger häufig plötzlich kommt und dich beinahe überfällt. Oftmals kommt der emotionale Hunger auch während einer Mahlzeit, und du isst einfach mehr, als du bräuchtest, und vor allem nicht die Lebensmittel, die dir wirklich guttun und dich wohlig sättigen. Charakteristisch ist auch, dass sich emotionaler Hunger oft auf bestimmte Lebensmittel konzentriert – zum Beispiel die Milchschokolade oder das Eis, mit dem du als Kind getröstet wurdest, oder das Kartoffelgratin, das deine Oma dir gemacht hat, um dich zu verwöhnen.

Körperlicher Hunger lässt sich hingegen durch unterschiedliche Lebensmittel befriedigen, auch wenn du natürlich das wählen solltest, was dir wirklich schmeckt und guttut. Es fällt dir bei echtem Hunger leicht, beim Essen intuitive Wohlfühlentscheidungen zu treffen, während du dich bei emotionalem Hunger unentschlossen fühlst und vielleicht von schlechtem Gewissen geplagt wirst. Emotionaler Hunger fühlt sich an wie: »ESSEN! JETZT!«, während körperlicher Hunger sich eher so anfühlt: »Ich bräuchte demnächst etwas zu essen.«

Aber Achtung, es ist leicht, emotionalen Hunger mit dem Gefühl »zu hungrig« zu verwechseln. Wenn du also zu lange gewartet hast, bis du etwas isst, wird es dir sehr schwerfallen, emotionalen Hunger von körperlichem zu unterscheiden, weshalb es gerade zu Beginn des intuitiven Essens wichtig ist, dass du versuchst, mit deinem Hungergefühl nicht in den roten Bereich des Essspektrums zu kommen.

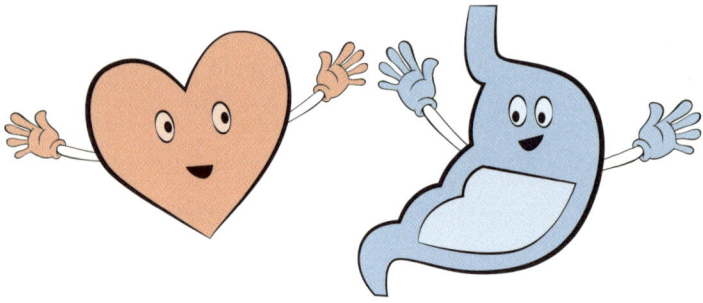

Wenn du dich bislang noch nicht mit deinem emotionalen Hunger befasst hast, ist es außerdem ganz normal, dass du die beiden Arten vielleicht noch miteinander verwechselst und als Folge zu viel isst.

Merkmal 2: Emotionaler Hunger lässt sich nicht mit Essen stillen

Wenn du das Gefühl hast, dass du nicht wirklich satt wirst, egal wie viel du isst, oder dass du das berühmte »Fass ohne Boden« bist und *immer* essen könntest, dann ist die Wahrscheinlichkeit hoch, dass dein Hunger zu einem großen Teil emotional ist und du eigentlich etwas anderes als Nahrung bräuchtest. Es gibt Menschen, die glauben, sie seien immer hungrig oder einfach nur ziemlich verfressen – doch kein gesunder Körper will mehr essen, als er wirklich braucht. Mit falschen Glaubenssätzen wie *Ich bin halt ein Vielfraß* befindest du dich ganz schnell wieder in einem negativen Teufelskreis und bestätigst somit deine eigenen negativen Gedanken über dich selbst.

Ganz besonders schwierig wird es, wenn du beim Essen aus körperlichem Hunger gleichzeitig emotionalen Hunger verspürst. Denn dann fühlst du dich vielleicht auch dann noch emotional hungrig, wenn du körperlich eigentlich schon gesättigt bist. Ein typisches Merkmal dieser Art des emotionalen Hungers ist, dass du einfach nicht aufhören kannst zu essen, wenn du einmal damit angefangen hast, oder dass du ziemlich unzufrieden bist, wenn du trotzdem aufhörst.

Merkmal 3: Emotionaler Hunger kommt wieder, wenn du ihn verdrängst oder betäubst

In extremen Phasen unterdrückte ich früher wochenlang meinen emotionalen Hunger. Es war nicht so, dass ich körperlich hungerte, denn ich aß, wenn mein Körper mir signalisierte, dass er Nahrung brauchte. Meinen emotionalen Hunger dagegen blendete ich völlig aus oder betäubte ihn, indem ich extrem viel Wasser, Light-Getränke oder Kaffee trank. Irgendwann wurde ich allerdings schwach und aß zwei Riegel Schokolade mehr, als mein Körper gebraucht hätte. Sofort hatte ich ein schlechtes Gewissen – und die Dämme brachen. Der nächste Tag wurde zu einer regelrechten Fressorgie, und ich konnte mich nicht beherrschen, Unmengen an Schokolade in mich hineinzufuttern.

Wenn du deinen emotionalen Hunger über eine gewisse Zeit diszipliniert verdrängst oder ihn mit Sport oder anderen Ablenkungsstrategien kompensierst, wird er zwangsläufig immer größer werden. Irgendwann werden deine missachteten Gefühle konzentriert und ungefiltert auf sich aufmerksam machen und sich ein Ventil suchen. Dann verlierst du in Momenten, in denen du mal schwach wirst und drei statt einen Butterkeks isst, die Kontrolle, und vom Inhalt der Kekspackung bleibt kein Krümel mehr übrig.

Was braucht dein emotionaler Hunger wirklich?

Wie du bereits weißt, ist emotionaler Hunger nur das Symptom eines tiefer liegenden emotionalen Bedürfnisses, das nichts mit körperlichem Hunger zu tun hat. Falls du für dich bereits das ein oder andere Merkmal entdeckt hast, das auf deinen emotionalen Hunger hindeuten könnte, wirst du ihn nur dann für dich lösen, wenn du seine eigentliche Ursache ergründest. Ihn einfach zu betäuben oder zu verdrängen ist keine Lösung, denn das führt nicht nur zu Essanfällen. Es kann durchaus passieren, dass sich der Grund für deinen emotionalen Hunger anderweitig Ausdruck verleiht, beispielsweise durch Diätsucht, Rauchen, Trinken oder exzessiven Sport. Für ein ausgeglichenes und erfülltes Leben ist deshalb wichtig, dass du herausfindest, was dein emotionaler Hunger dir sagen möchte. Du kannst ihn dir wie eine wichtige Botschaft deines Unterbewusstseins vorstellen, die darüber Auskunft gibt, dass dir gerade etwas fehlt oder du etwas in deinem Leben verändern solltest. Wenn du immer wieder deine negativen Emotionen verdrängst, werden auch deine positiven Emotionen weniger intensiv – und das gilt es zu verhindern.

Mithilfe der Übungen, die ich dir in diesem Kapitel vorstellen werde, habe ich damals herausgefunden, was ich in den stressigen Phasen anstelle von Süßigkeiten eigentlich gebraucht hätte: liebevolle Zuwendung zu meinen Gefühlen und Zeit für mich, in der ich mich nicht permanent ablenkte, sondern mich einfach nur mal um mich selbst kümmern konnte. Gedankenverlorene Spaziergänge an der frischen Frühlingsluft, heiße Vollbäder mit Gesichtsmaske und guter Musik oder einfach einige Minuten der Stille und Meditation, um in mich hineinzuhören.

Es ist wichtig, dass du dich und deine Gefühle immer wieder reflektierst und ganz bewusst hinterfragst: *Habe ich gerade körperlichen Hunger auf dieses Stück Pizza, oder ist es vielleicht nur der Versuch, mich von einer unangenehmen Emotion abzulenken?* Denn immer, wenn du die eigentliche Botschaft deines emotionalen Hungers durch Essen unterdrückst, kommt es früher oder später zu Nebenwirkungen wie Gewichtszunahme, Selbstverurteilung, depressiver Verstimmung und emotionaler Müdigkeit. All das wird dich ziemlich unzufrieden machen, und es wird schwer werden, dich wohlzufühlen, dein Wohlfühlgewicht zu erreichen und zu halten.

Als Hilfestellung im Umgang mit emotionalem Hunger habe ich die hier abgebildete Pyramide für dich entwickelt, an deren Spitze die AWE-Formel steht, zu der wir im Anschluss kommen. Aber erst einmal beginnen wir mit dem Fundament: den unterdrückten Emotionen.

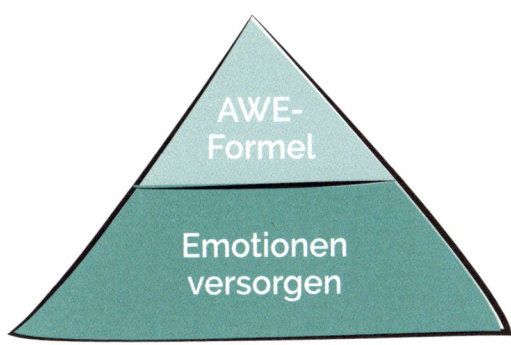

Wenn es dir so geht wie mir früher, hast du dich bisher nicht viel mit negativen Gefühlen beschäftigt. Sie waren irgendwie lästig, und dir ist vielleicht nicht einmal bewusst, welche negativen Emotionen du in dir trägst oder möglicherweise sogar verdrängst. Wenn du deine negativen Emotionen bis zu diesem Zeitpunkt nicht mit deinem Essverhalten in Verbindung gebracht hast, wird sich das bald ändern. Denn je besser du lernst, deine negativen Gefühle anzunehmen und auch wieder loszulassen, umso weniger wirst du dazu neigen, aus emotionalen Gründen zu essen.

Als ich damals entdeckte, dass mein emotionaler Hunger mir signalisierte, dass ich mehr Zeit für mich selbst brauchte, nahm ich mir diese Zeit, anstatt die Gefühle ständig mit Essen von mir fernzuhalten. Da ich meine negativen Gefühle von da an nicht mehr verdrängte, sondern sie annahm und ihre Botschaft umsetzte, wurde mein Leben auf einmal viel bunter, und der graue

Schleier verschwand, der permanent meine Stimmung drückte. Ich konnte endlich anfangen, auf meine Gefühle zu hören, die ich nun nicht mehr durch emotionales Essen betäuben musste.

Es gibt viele verschiedene Gründe für emotionalen Hunger. Es kann der Hunger nach Liebe, Nähe oder Geborgenheit sein, der Hunger nach Abenteuer und Spaß im Leben, Hunger nach Anerkennung oder nach Erholung und Sicherheit. Und das sind nur einige Beispiele. Da emotionaler Hunger vielfältig ist, ist es wichtig, dass du lernst, deine negativen Emotionen richtig zu deuten.

Negative Emotionen lösen

Wofür sind negative Emotionen überhaupt gut? Warum fühlst du dich manchmal schlecht? Können die nicht einfach so verschwinden?

Nun, so leicht ist es leider nicht. Jeder Mensch hat negative Emotionen, und das ist auch gut so, denn sie sichern unser emotionales Überleben. Als Babys stehen wir sehr gut mit diesen Emotionen in Verbindung. Wenn wir uns nach Liebe und Zuwendung sehnen, schreien wir lautstark, bis sich jemand mit uns beschäftigt. Wenn wir uns traurig fühlen, weinen wir. Wenn wir uns einsam fühlen, laufen wir zu unseren Eltern und wollen in den Arm genommen werden. Wenn wir Angst haben, verkriechen wir uns unter der Sofadecke. Wenn uns langweilig ist, suchen wir uns eine Beschäftigung.

Gefühle entstehen durch ein komplexes Zusammenspiel deines Nerven- und Hormonsystems. Aufgabe der negativen Emotionen ist es, dich zu beschützen und dir zu zeigen, wenn sich etwas in deinem Leben in die falsche Richtung entwickelt. Gefühle sind wie Botschaften deines Unterbewusstseins, das, wie du ja weißt, jeden Tag viel mehr Sinneseindrücke verarbeitet, als dein bewusster Verstand es kann. Deshalb sind sie auch wahre

Geschenke, die dir sehr weiterhelfen können, wenn du richtig mit ihnen umzugehen weißt.

Positive Emotionen haben eine hübsche und angenehme Verpackung, die sich gut anfühlt. Negative Emotionen hingegen haben eine unangenehme Verpackung. Beide können jedoch gleichermaßen wertvoll für dich sein.

Wenn du anfängst, auch die negativen Emotionen anzunehmen, sind sie erst einmal unangenehm (das ist die Verpackung), aber je mehr du dich mit ihnen beschäftigst, umso mehr gelingt es dir, ihre Botschaft und damit das wertvolle Geschenk darin freizulegen.

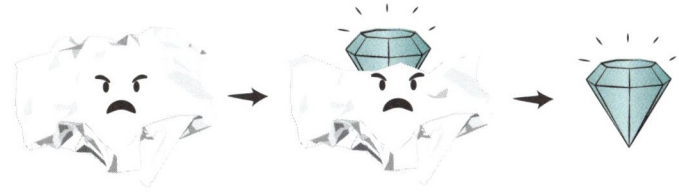

Wenn du deine negativen Emotionen hingegen verdrängst und unterdrückst, sammelst du immer mehr unangenehme Verpackungen in deinem Unterbewusstsein an und entwickelst irgendwann Erkrankungen oder sogar einen emotionalen Zusammenbruch.

Ein großes Problem unserer heutigen Gesellschaft ist, dass nicht alle emotionalen Zustände akzeptiert werden. Je älter du wirst, umso eher lernst du, deine wahren Gefühle zu verdrängen. Wenn du weinst, wirst du als kleines Kind vielleicht noch getröstet, aber irgendwann bekommst du mehr Liebe, wenn du lachst und gut drauf bist. »Ein Indianer kennt keinen Schmerz«, »Heulsuse« oder »Große Mädchen weinen nicht« sind Ausdrücke, die jeder von uns schon mal gehört hat. Weil wir dazugehören möchten, unterdrücken wir unsere Tränen und geben vor, stark zu sein. Es ist einfach nicht *angesagt,* echte Gefühle zu zeigen. Die Folge: Wir akzeptieren nicht mehr alle Seiten an uns, sondern versuchen, auch dann zu lächeln, wenn uns längst zum Heulen zumute ist.

Ein weiterer Grund, Gefühle zu verdrängen, kann sein, dass dir etwas widerfährt, was dich emotional so sehr verletzt, dass du den Schmerz nicht spüren möchtest. Vielleicht denkst du jetzt, dass es für diese Art von Verdrängung eines traumatisierenden Erlebnisses bedarf, doch schon die einmalige Ablehnung in einer Situation, in der du Liebe brauchtest, kann vollkommen ausreichen und sehr schmerzhaft sein. Zum Beispiel wenn deine Mutter mal nicht mit dir spielen wollte, weil sie gestresst war, und du in diesem Moment für dich interpretiert hast, dass du nicht geliebt wirst. Auch in diesen Fällen neigen wir dazu, die negativen Gefühle zu verdrängen, um sie nicht fühlen zu müssen – manchmal mit einem Schokoriegel oder einem extra großen Stück Sahnetorte.

Das »Wegdrücken« von Emotionen funktioniert besonders gut, indem du sie mit anderen Tätigkeiten verdrängst. Manche Menschen fangen an, den ganzen Tag Zeitschriften zu lesen, im Internet zu surfen, ständig zu putzen, zu rauchen oder sehr häufig shoppen zu gehen. Einige essen aus emotionalen Gründen mehr, als ihr Körper braucht. Andere flüchten sich in Diäten oder extremes Sportverhalten und können irgendwann in ganz starken Ausprägungen den ganzen Tag an nichts anderes mehr denken.

Das Verdrängen von negativen Emotionen ist nicht nur ungesund, es bedeutet auch, dass du weniger positive Gefühle wahrnimmst, während du die negativen wegschiebst. Du fühlst dich irgendwann taub und emotional abgestumpft. Die Farben sind nicht mehr so bunt, das Essen schmeckt nicht mehr so gut, und das Leben wird grau und trist. Aus all diesen Gründen rate ich dir, die Verbindung zu deinen negativen Gefühlen wiederherzustellen und dich mit ihnen auseinanderzusetzen. Auch wenn es vielleicht zu Beginn schmerzhaft ist. Nur durch die Verbindung zu deinen Emotionen kannst du endlich auf dein volles Potenzial zugreifen.

Wie aber sollst du das anstellen? Die folgende Übung wird dir dabei helfen, zukünftig besser mit deinen negativen Emotionen umzugehen. Du kannst sie immer dann anwenden, wenn du ein unangenehmes Gefühl verspürst. Wenn du die Übungen gewissenhaft umsetzt, wirst du mehr und mehr in der Lage sein, deine wahren Bedürfnisse zu erkennen.

Es kann hilfreich sein, anfangs etwa einmal in der Stunde einen emotionalen Check zu machen und darauf zu achten, ob irgendwo in deinem Körper Engegefühle, Anspannungen oder Druck vorherrschen. Mir hat es insbesondere zu Beginn geholfen, mir täglich ein paar Minuten für mich zu nehmen und zu meditieren, um überhaupt wieder negative Emotionen spüren zu können. Wie du das konkret umsetzen kannst, zeige ich dir in der folgenden Übung.

Übung: Umgang mit negativen Emotionen

Diese Übung kann einige Minuten in Anspruch nehmen. Darum ist es wichtig, dass du dir zuerst die einzelnen Schritte durchliest, sodass du den Ablauf verinnerlichst und die Übung in deinem Tempo mit geschlossenen Augen absolvieren kannst.

Vielleicht kommt es dir zunächst albern vor, mit deinen Gefühlen zu sprechen und ihnen deine Aufmerksamkeit zu schenken, aber es ist ein effektiver Weg, um Kontakt zu deinem Unterbewusstsein aufzunehmen.

Du kannst dich während der Übung entweder hinlegen oder dich aufrecht hinsetzen. Ich persönlich kann das aufrechte Sitzen empfehlen, um während der Übung fokussiert zu bleiben und nicht einzuschlafen. Sorg während der Übung dafür, dass du ungestört bist, nutze am besten Ohrstöpsel, um nicht von Geräuschen abgelenkt zu werden.

Schritt 1: Emotionen spüren
Schließe die Augen und nimm ein paar bewusste Atemzüge, um die Übung einzuleiten. Richte deine Aufmerksamkeit auf deinen Körper und achte darauf, welche Empfindungen du wahrnehmen kannst. Vielleicht eine Enge, ein Druckgefühl oder eine Anspannung?

Schritt 2: Dankbare Annahme
Sobald du ein konkretes Gefühl lokalisieren kannst, zum Beispiel eine Enge in deinem Hals, richte deine Aufmerksamkeit auf das Gefühl. Bedank dich bei ihm und sage ihm, dass es da sein darf und dass du es annimmst, auch wenn es vielleicht unangenehm ist. Stell dir vor, wie du voll und ganz in das Gefühl eintauchst und ihm all deine Annahme, Liebe und Dankbarkeit schenkst. Es kann sein, dass in diesem Moment Tränen fließen oder sich irgendeine andere körperliche Reaktion zeigt. Lass alles raus und die Gefühle zu!

Schritt 3: Botschaft erfragen
Frag nun das Gefühl: »Was kann ich für dich tun?«, und warte darauf, ob du eine Botschaft wahrnehmen kannst. Vielleicht hörst du eine intuitive Stimme, die dir etwas sagt wie: »Schenk mir Liebe!« Oder: »Mach heute Abend mal eine Pause!« Falls du keine konkrete Idee hast, überleg dir, was die Botschaft sein könnte, wenn es eine gäbe. Denk darüber nach, wie du die Botschaft umsetzen kannst, und finde gemeinsam mit dem Gefühl eine Lösung.

Schritt 4: Loslassen
Verabschiede dich von dem Gefühl. Nachdem das negative Gefühl seinen »Schatz« übermittelt hat, ist es an der Zeit, Lebewohl zu sagen. Stell dir dafür einfach vor, wie sich das Gefühl in deiner

Liebe auflöst oder wie es in das Universum fliegt – raus aus deinem System.

Nachdem du die Botschaft wahrgenommen hast, ist es wichtig, dass du sie auch tatsächlich umsetzt. Denn nur so kann Vertrauen zu deinen Gefühlen entstehen. Wenn die Botschaft deines Gefühls hinderlich oder widersprüchlich war, kann es sein, dass dein Gefühl auf einem negativen Glaubenssatz beruht, den du von der Gesellschaft übernommen hast, zum Beispiel: *Ich bin nicht genug!* In diesem Fall kannst du mit deinem Gefühl so lange weiter kommunizieren, bis du auf die positive Wahrheit stößt, wie zum Beispiel: *Ich bin wertvoll, und es ist nicht so wichtig, was andere über mich denken!* Die Botschaft ist dann vielleicht: *Sei liebevoller zu dir selbst, und steh vor anderen mehr für dich ein!* Damit dir die Übung leichter fällt, kannst du dir die Kurzform der einzelnen Schritte einprägen:

1. Liebes Gefühl, ich spüre dich.
2. Danke, dass du da bist! Ich nehme dich an.
3. Was kann ich für dich tun?
4. Du darfst nun gehen.

Häufige Fragen zu dieser Übung
Wie soll ich dem Gefühl »Liebe schenken«?
Sehr gute Frage! Wenn du intuitiv noch nicht auf die Lösung gekommen bist, kann ich dir eine kleine Übung zeigen, die dir helfen wird, deine Liebe für die negativen Gefühle zu aktivieren.
1. Denk an einen Menschen, den du liebst. Stell dir vor, wie du ihm oder ihr in einer mit Liebe erfüllten Situation begegnest.
2. Achte darauf, wie sich das Gefühl von Liebe in deinem Körper anfühlt: Wo ist es am stärksten? Wenn es eine Farbe hätte, welche Farbe wäre es?

3. Stell dir vor, du hättest einen Drehknopf, mit dem du das Gefühl intensiver machen könntest. Dreh diesen Drehknopf nun auf und spüre, wie das Gefühl stärker und die Farbe intensiver wird.

Wenn du diese Übung mehrmals gemacht hast, bist du in der Lage, innerhalb von Sekunden Liebe zu empfinden. Je häufiger du die Übung wiederholst, umso einfacher wird sie für dich. Irgendwann reicht es aus, an das Gefühl »Liebe« zu denken, und du wirst direkt in der Lage sein, Liebe zu fühlen. Das kannst du jederzeit für dich nutzen – natürlich auch dann, wenn du die Übung »Umgang mit negativen Emotionen« absolvierst.

Was mache ich, wenn das Gefühl zu stark ist?
Manche Gefühle lassen sich nicht so einfach lösen. In diesem Fall möchte ich dir eine Erweiterung der oben beschriebenen Übung vorstellen, die mir Dr. Christina Petersen[1] beigebracht hat, eine ganzheitliche Ärztin und Freundin von mir, die seit einigen Jahren Patienten in der Angsttherapie unterstützt.

Dabei absolvierst du dieselben Schritte wie in der Übung, nur mit dem Unterschied, dass du das Gefühl ins Außen projizierst. Das bedeutet, anstatt mit dem Gefühl in deinem Inneren zu kommunizieren, stellst du dir vor, wie das Gefühl an deiner Tür klopft und du es hereinbittest. Du schaust dir an, wie das Gefühl aussieht, welche Form es hat und wie es sich bewegt. Dann bittest du das Gefühl, sich zu dir auf die Couch zu setzen. Anschließend machst du mit dem Gefühl genau die gleichen Schritte wie in der Übung. Durch die Projektion ins Außen ist es manchmal einfacher, mit starken Gefühlen umzugehen.

Was, wenn das Gefühl wiederkommt?
Es kann gut sein, dass das Gefühl nach einer Übung wiederkommt. In diesem Fall wiederhole die Übung einfach. Möglich ist auch, dass du die Botschaft beim ersten Mal nicht richtig um-

setzt oder nicht in Gänze verstanden hast. Ich hatte selbst ein Angstgefühl im Hals, das etwa hundert Mal wiedergekommen ist und mich daran erinnert hat, dass ich mir selbst noch mehr Liebe schenken soll. Auch heute schaut es noch von Zeit zu Zeit bei mir vorbei, wenn ich mir nicht genug Liebe schenke.

Was, wenn ich sehr viele negative Gefühle habe?
Wenn wir über einen sehr langen Zeitraum mit viel Kraftaufwand negative Gefühle verdrängen, dann kann es passieren, dass eine ganze Menge unterdrückte Emotionen hochkommen, sobald du anfängst, sie zuzulassen. Bei mir war es am Anfang dermaßen überwältigend, dass ich eine Woche lang jeden Tag fast eine Stunde meditiert und mehrmals am Tag ein Gefühl nach dem anderen mit der oben beschriebenen Übung behandelt habe.

Die gute Nachricht ist: Es wird besser! Der emotionale Hunger fängt an, sich mehr und mehr zu lösen, je mehr du mit dir in Verbindung stehst. Für mich war das eine unglaubliche Erfahrung. Ich habe innerhalb weniger Tagen bemerkt, dass ich in der Vergangenheit häufig dann gegessen hatte, wenn diese Gefühle hochkamen. Ich habe die Gefühle mit dem Essen regelrecht runtergeschluckt.

Nicht selten war ich während der Übung dermaßen überwältigt von meinen Gefühlen, dass mir die Tränen kamen oder ich tiefe Angstgefühle empfand. Ich habe am eigenen Körper gespürt, dass der einzige Weg aus der Angst *durch die Angst* führt und dass es sich lohnt, sich bewusst dem Sturm der Gefühle zu stellen. Indem ich anfing, die Botschaften umzusetzen, stärkte ich den Glauben an mich selbst und entwickelte neues Selbstvertrauen. Außerdem merkte ich schnell, dass ich immer besser auf meine Intuition zugreifen konnte, je mehr ich mit meinen Gefühlen in Verbindung stand.

Innerhalb weniger Tage wurden auch meine positiven Gefühle wieder intensiver. Ich fing an, mich aktiv um meine Bedürfnisse zu kümmern und auf mich zu achten. So veränderte sich mein

Essverhalten, aber auch die gesamte emotionale Bandbreite meines Lebens erweiterte sich, sodass ich heute viel glücklicher und ausgeglichener mein Leben genießen kann.

Die Auseinandersetzung mit sich selbst erfordert viel innere Kraft. Gerade wenn du sehr viele negative Gefühle haben solltest, empfehle ich dir, dass du in dieser Zeit besonders liebevoll zu dir bist und dir den Raum nimmst, den du brauchst. Wenn du das Gefühl hast, dass negative Gefühle eine große Baustelle bei dir sind, kann es hilfreich sein, dir ein paar Tage freizunehmen, um deine unterdrückten Emotionen an die Oberfläche zu lassen. Es lohnt sich, dir die Zeit zu nehmen, denn es kann der entscheidende Schritt sein, um dein emotionales Essen ein für alle Mal hinter dir zu lassen und endlich zu *leben!*

Die folgenden Ansätze haben mir neben der Meditation geholfen, und ich kann sie dir zur Vertiefung empfehlen:

EFT. Die sogenannte Emotional Freedom Technique ist eine hilfreiche Technik zum Lösen überwältigender Gefühle oder Blockaden. Im Internet findest du viele Anleitungen für die korrekte Durchführung.

Innere Kind Heilung. Bei dieser Methode geht es darum, emotionale Verletzungen aus deiner Kindheit aufzuarbeiten. Du kannst dies am besten gemeinsam mit einem Coach oder Therapeuten durchführen.

Hypnotherapie. Es handelt sich um ein mittlerweile anerkanntes Verfahren, das von Ärzten und ausgebildeten Therapeuten durchgeführt wird. Da ich selbst zertifizierte Hypnotiseurin bin und tief greifende Therapiemöglichkeiten kenne, kann ich dir die Hypnotherapie bei einem guten Therapeuten nur ans Herz legen.

Emotionalen Hunger mit der AWE-Formel lösen

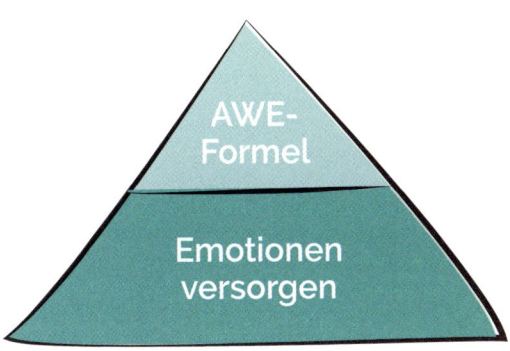

Kommen wir nun zur Spitze der Pyramide. Ich habe vor einiger Zeit die »AWE-Formel« entwickelt, die ich mit dir teilen möchte. Die Formel ist eine Hilfestellung für den Umgang mit emotionalem Hunger. Du kannst sie immer dann anwenden, wenn du unsicher bist, ob du gerade wirklich körperlichen oder emotionalen Hunger hast. Außerdem hilft sie dir dabei, deinen emotionalen Hunger zu stillen.

Die AWE-Formel setzt sich aus drei Buchstaben zusammen:

A – wie Achtsamkeit

Der erste Schritt ist die Achtsamkeit. Stell dir dafür die Frage: *Habe ich gerade echten, körperlichen Hunger, oder will ich mich nur anders fühlen?*

W – wie Wunsch

Im zweiten Schritt gilt es herauszufinden, was du wirklich willst. Stell dir dafür die Frage: *Wie will ich mich gerade wirklich fühlen?*

E – wie Entscheidung

Der letzte Schritt ist die Entscheidung: Entscheide dich für eine positive Alternative, die dir dabei hilft, dein gewünschtes Gefühl zu erzeugen.

Wenden wir uns den einzelnen Schritten noch einmal genauer zu. In Schritt 1, der Achtsamkeit, geht es darum, genau zu unterscheiden, welcher Hunger dich gerade quält. Die größte Schwierigkeit ist es erfahrungsgemäß, den emotionalen Hunger nicht mit dem körperlichen Hunger zu verwechseln. Damit du den Unterschied besser ausmachen kannst, habe ich dir in der Tabelle noch einmal einen kleinen Überblick erstellt, der dir dabei hilft, die beiden Arten von Hunger zu unterscheiden.

Das körperliche und das emotionale Hungergefühl sind vollkommen individuell, daher listet die Tabelle nur die häufigsten, nicht alle Symptome auf. Da ich dir von außen niemals sagen kann, wie sich dein Hunger anfühlt, empfehle ich dir, dass du eine Zeit lang deinen Hunger beobachtest und dir alles notierst, was dir wichtig erscheint. Es geht dabei keinesfalls um das Auflisten von Kalorien, sondern darum, dass du herausfindest, wie sich dein körperlicher und dein emotionaler Hunger voneinander unterscheiden.

Achtung: Körperlicher Heißhunger!
Ich machte am Anfang häufig den Fehler, meinen echten Hunger so lange zu unterdrücken oder zu ignorieren, bis ich heißhungrig war und dringend etwas essen wollte. Deshalb verwechselte ich meinen Heißhunger oft mit meinem emotionalen Hunger – und versuchte, ihn auszuhalten. Das gelang fast nie, endete meist in einem Essanfall oder zu viel Essen, und ich fühlte mich danach immer schlecht und dachte, ich wäre eine Versagerin, weil ich meinem emotionalen Hunger nicht standhalten konnte. Ich fand im Laufe der Zeit jedoch heraus, dass mein

	körperlicher Hunger	*emotionaler Hunger*
Entstehung	langsam, du kannst über einen längeren Zeitraum beobachten, wie dein Hunger stärker wird	ziemlich plötzlich, will sofort befriedigt werden
		oft in emotionalen Momenten (wenn du dich gelangweilt, einsam, ungeliebt oder schlecht fühlst)
		oft aus Gewohnheit
Appetit	eher offen für verschiedene Lebensmittel	eher spezifisch auf bestimmte Lebensmittel ausgerichtet
spezifische körperliche Symptome	frühe Symptome: leeres, flaues Gefühl im Magen, manchmal leichtes Magenknurren	dringlich und quälend, forderndes Gefühl in der Magengegend
	späte Symptome: lautes Magenknurren, Magenschmerzen, Übelkeit	
unspezifische körperliche Symptome	frühe Symptome: Unkonzentriertheit, leichter Kopfschmerz	forderndes Gefühl im gesamten Körper, innerer Drang, innere Unruhe
	späte Symptome: Schwindel, Zittrigkeit, Abgeschlagenheit	Schwindel
psychische Symptome	Du könntest auch noch warten, bis du isst	Du hast ein drängendes Bedürfnis zu essen, dem du unbedingt nachgeben willst
	Gereiztheit, weinerliches Gefühl, schlechte Laune	
	schlechtes Gewissen bei Diätmentalität	schlechtes Gewissen beim Essen, Angstgefühle
Reaktion auf Essen	verschwindet komplett, wenn du ausreichend und die richtigen Dinge isst	wird durch Essen nur kurzfristig unterdrückt und kehrt zurück
	Das Essen schmeckt und riecht richtig gut	das Gefühl, niemals genug essen zu können
	Du bist offen für verschiedene Optionen	Du kannst dein Essen nicht wirklich genießen

Körper viel regelmäßiger Nahrung benötigt, als ich früher angenommen hatte, und fing an, einmal pro Stunde in meinen Körper und meinen Magen zu spüren. Das führte dazu, dass sich sowohl die Beziehung zu meinem Körper als auch die Beziehung zu meinen Emotionen verbesserte und ich nicht mehr heißhungrig wurde.

Der zweite Schritt, W wie Wunsch, beinhaltet, dass du herausfindest, welcher tiefer liegende Wunsch hinter deinem emotionalen Hunger steckt. Stell dir dafür die Frage: *Wie will ich mich gerade fühlen? Welches Gefühl soll das Essen in mir erzeugen?* Am besten hältst du für diese Frage kurz inne und schließt die Augen.

Du wirst mit dieser Übung im Laufe der Zeit immer besser herausfinden, welche Bedürfnisse bei dir zu emotionalem Hunger führen. Ich will dir an dieser Stelle ein paar Beispiele für »Bedürfnis-Gläser« nennen, die du im Moment vielleicht noch mit Essen füllst. Je mehr du dich um deine emotionalen Bedürfnisse kümmerst und deine »Bedürfnis-Gläser« füllst, umso weniger wirst du aus emotionalen Gründen zum Essen greifen.

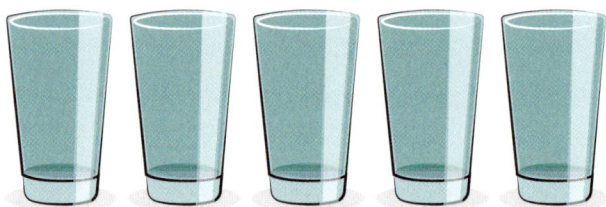

- *Bedürfnis nach Liebe:* Menschen sind soziale Wesen. Wir sehnen uns daher nach Liebe – das kann Selbstliebe sein (also der liebevolle Umgang mit dir selbst) oder der Wunsch, von einem anderen Menschen geliebt zu werden.
- *Bedürfnis nach Freude und Abwechslung:* Wie du weißt, erlebt dein Elefant gern Freude und sehnt sich nach schönen Erfah-

rungen, die mit positiven Emotionen verbunden sind. Darum ist es von großer Bedeutung, dass du weißt, was dir Freude bereitet und dich auf neue Gedanken bringt.
- *Bedürfnis nach Entspannung:* Nicht nur dein Körper, auch dein Geist muss mal abschalten. Darum ist es wichtig, dass du dir regelmäßig Pausen und Erholung gönnst.
- *Bedürfnis nach Unterstützung:* Manchmal haben wir das Gefühl, mit allem allein fertigwerden zu müssen. Gerade dann, wenn du dich überfordert fühlst, kann es hilfreich sein, um Unterstützung zu bitten.
- *Bedürfnis nach Selbstverwirklichung:* Wenn du wieder mehr auf deine innere Stimme hören möchtest, ist es von großer Bedeutung, dass du dies nicht nur beim Essen, sondern auch in anderen Bereichen deines Lebens tust. Aus diesem Grund kann es hilfreich sein, dir Projekte oder Hobbys zu suchen, in denen du deine Stärken ausleben und deine Interessen verfolgen kannst.

Der letzte Schritt der AWE-Formel ist das »E«, welches für Entscheidung steht. Da du nun weißt, welches Bedürfnis anstelle von Hunger bei dir gerade eigentlich befriedigt werden will, solltest du stets eine Reihe von Alternativen parat haben, die dir in diesem Moment guttun können.

Du könntest dir beispielsweise eine Liste mit Dingen schreiben, von denen du weißt, dass sie dir guttun – das kann ein Erlebnis mit einem lieben Menschen sein, ein schöner Spaziergang, der Besuch einer Yogaklasse oder einer Therme, ein Gespräch mit einer Vertrauensperson oder der Frühjahrsputz. Was auch immer dich glücklich macht und deine Bedürfnisse erfüllt, wird deinen emotionalen Hunger lindern und dich davon abhalten, aus den falschen Gründen zu essen.

Ich empfehle dir, in der ersten Zeit ein Tagebuch über dein Essverhalten zu führen. In diesem Tagebuch kannst du sowohl deine körperlichen und emotionalen Hungersymptome als auch deine Gefühle beim Essen notieren – und wenn du willst, auch das, was du gegessen hast. Mithilfe meines eigenen Tagebuchs fand ich heraus, dass ich, wenn ich mich wirklich intuitiv ernähre, zu etwa 90 Prozent sehr gesund esse (d. h. wenig verarbeitete, natürliche Produkte) und nur zu 10 Prozent Dinge zu mir nehme, die als eher »ungesund« bezeichnet werden können (zum Beispiel eine Süßigkeit oder ein Eis). In Phasen des emotionalen Essens ist das anders, denn ich esse dann 1. deutlich mehr und 2. größere Mengen an Schokolade als normalerweise.

Aber auch hier gilt: Liebevolles Beobachten ist die Basis von allem! Es bringt überhaupt nichts, wenn du zwanghaft versuchst, nur noch gesund zu essen. Dadurch verdrängst du deinen emotionalen Hunger bloß, und er wird irgendwann so stark, dass du ein regelrechtes Verlangen auf ungesunde Dinge hast. Erinnere dich daran, dass du dich immer mal wieder an die Hand nehmen lassen darfst, wie der kleine Pepe von seiner Mutter. Und zwar so lange, bis du gelernt hast, ohne emotionales Essen zurechtzukommen – und dafür hat jeder sein eigenes, ganz individuelles Tempo. Mit der Zeit wirst du durch deine Achtsamkeit herausfinden, in welchen Phasen du vermehrt emotionalen Hunger hast. Bei mir zum Beispiel ist, wie du mittlerweile weißt, der emotionale Hunger besonders groß, wenn ich viel Stress habe und mir keine Pausen nehme. Aber vor allem wirst du bald schon wissen, was du machen kannst, damit es dir besser geht und dein emotionaler Hunger verschwindet. So wirst du Schritt für Schritt wie der kleine Pepe lernen, ohne deinen emotionalen Hunger durchs Leben zu schreiten und deinen Alltag in allen Farben genießen können.

5 Dein Körperbild

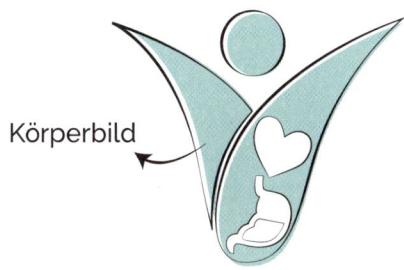

Körperbild

Es ist ein lauer Frühsommerabend. Die letzten Sonnenstrahlen scheinen ins Wohnzimmer, und ich mache es mir auf unserem großen Sofa vor dem Fernseher gemütlich. Meine Haare sind noch nass vom Schwimmtraining, ich knabbere gerade an einem Butterkeks und fühle mich pudelwohl in meiner Haut.

Munter zappe ich durchs Abendprogramm und bleibe bei einer Model-Castingshow hängen. Eine Gruppe junger Frauen, nur unwesentlich älter als ich, darf um die halbe Welt reisen. London, Tokio, New York – und dabei haben sie immer die trendigsten Klamotten im Gepäck.

Fasziniert lege ich die Fernbedienung zur Seite. Als ich mir gerade den zweiten Butterkeks aus der Packung fische, höre ich die Moderatorin der Sendung sagen: »Du bist wirklich ein hübsches Mädchen, aber doch ganz schön kurvig für ein Topmodel. Du solltest besser auf deine Ernährung achten und mehr Sport treiben!«

Ich habe einen kurzen Moment nicht hingesehen, weil ich mit der Kekspackung beschäftigt war, und versuche, die Kandidatin zu identifizieren, die in den Augen der Moderatorin zu kurvig sein soll – die sind doch alle gertenschlank! Als die Kamera eine der Kandidatinnen heranzoomt, kann ich sehen, dass sie Tränen in den Augen hat.

Ehrlich? Die ist zu dick?, frage ich mich und schaue kritisch an mir herunter. Mein Bauch ist ganz okay, aber meine Oberschenkel sehen in den kurzen Shorts nicht annähernd so dünn aus wie die der Castingshow-Kandidatin. Ich fühle mich schlagartig unwohl in meiner Haut und lege den angebissenen Keks zur Seite. Ab morgen, beschließe ich, werde ich weniger Süßigkeiten essen und zusätzlich laufen gehen.

Ich war damals siebzehn Jahre alt, kerngesund und schlank. Und doch entschied ich innerhalb weniger Sekunden, dass ich zu dick war. Obwohl das überhaupt nicht mit der Realität übereinstimmte. Ich war nicht dick!

Doch was passierte als Nächstes? In den nächsten Monaten und Jahren wurde diese neue innere Realität immer mehr zu meiner äußeren. Ich nahm ungewollt kontinuierlich an Gewicht zu und entwickelte ein problematisches Essverhalten. Schuld daran waren nicht nur die Medien, die unentwegt unrealistische Ideale zeigen, sondern auch mein eigenes, verzerrtes Körperbild, das in der Pubertät und im jungen Erwachsenenalter natürlich besonders leicht durch die Medien zu beeinflussen war.

Wenn du ein Baby beobachtest, wie es sich im Spiegel betrachtet, plötzlich anfängt zu lachen und nach seinem Spiegelbild zu greifen, wird dir dann nicht auch ganz warm ums Herz? Wann verlieren wir dieses positive Körperbild von uns, und wann wird unser Spiegelbild zu unserem größten Kritiker? Wie kommt es, dass nach einer Untersuchung von mehr als dreitausend Frauen zwischen 13 und 64 Jahren mehr als 90 Prozent ihr Aussehen verändern wollen – am häufigsten ihr Körpergewicht?[1] Jedes dritte 15-jährige Mädchen fühlt sich zu dick, obwohl es normalgewichtig ist.[2] Ist das nicht erschreckend, wenn man bedenkt, dass man in diesem Alter noch fast ein Kind ist?

Egal, wohin du schaust, in unserer Gesellschaft wird dir vermittelt: *Wenn du dem aktuellen Schönheitsideal entsprichst, bist du glücklich.* Es geht häufig vor allem darum, möglichst dünn zu sein und so zu tun, als seist du überglücklich, während du an einem trostlosen Salatblatt knabberst und dich täglich mehrere Stunden zum Sport quälst. In meinen Augen ist das nichts anderes als eine perfide, ausgeklügelte Marketingstrategie. Die Schönheitsindustrie will dich als Kunde abhängig machen und Geld an deinen Minderwertigkeitsgefühlen verdienen, indem sie dir permanent suggeriert: *So wie du bist, bist du nicht genug – aber das können wir mit unseren Cremes, Pülverchen und leeren Versprechen in hübschen Verpackungen ganz schnell ändern.*

Die folgende Grafik verdeutlicht das ganz gut:

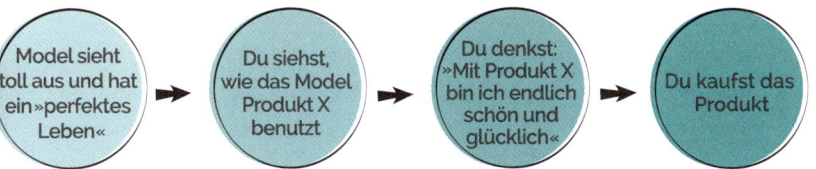

Vermutlich denkst du jetzt: *Ist ja nicht so schlimm, Mareike. Dann gebe ich halt mal ein paar Euro zu viel für unsinnige Produkte aus – wo bleibt denn sonst der Spaß im Leben?* Aber das Problem der subtilen Beeinflussung durch die Medien sitzt eine Ebene tiefer. Lass uns dafür einmal schauen, was in deinem Inneren wirklich passiert, wenn du permanent mit Diätwerbung oder unrealistischen Schönheitsidealen konfrontiert wirst:

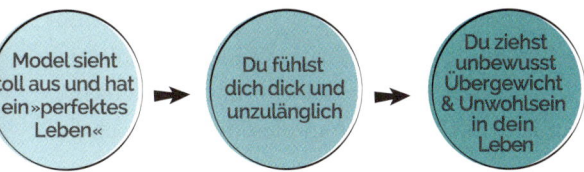

Auch ich war lange Zeit in dieser Gedankenkette gefangen. Ich hungerte mich herunter, aß nur noch Obst und Gemüse und war krankhaft damit beschäftigt, das »perfekte« Instagram-Foto zu posten. Ich erinnere mich noch genau an einen Streit mit Marc, als wir in unserem Thailandurlaub stundenlang versuchten, das perfekte Strandbild von mir zu schießen, und dabei den Sonnenuntergang verpassten. Sobald ich auf einem Bild etwas dicker aussah, musste es gelöscht werden. Ich versuchte die ganze Zeit, mich in die vorteilhafteste Pose zu werfen, und bemerkte dabei gar nicht, was um mich herum und vor allem: in meinem Inneren vor sich ging.

Mein damaliger Schlankheitswahn verdarb uns den einen oder anderen Strandurlaub, da ich damals an nichts anderes denken konnte als an mein Aussehen und mein Essverhalten. Wenn ich mir heute Bilder aus dieser Zeit anschaue, tut mir das richtig leid. Der Gedanke daran, was ich damals alles verpasst habe, schmerzt. Ich lebte nur im Außen und konnte die Schönheit des Moments überhaupt nicht genießen. Und so geht es nicht nur mir. Wenn du mich fragst, ist das Ganze wie ein Virus, mit dem wir durch die sozialen Medien infiziert werden. Ständig mit unserer Außendarstellung und möglichst vielen »Gefällt mir«-Angaben beschäftigt zu sein, ist kein Leben. Denn es macht dich krank und treibt dich in Selbstzweifel und ein gestörtes Essverhalten.

Stell dir vor, wie schön es wäre, wenn du innerlich wie äußerlich keinen fremden Idealen mehr entsprechen müsstest. Wenn du dein inneres Gleichgewicht gefunden hättest und keinen fremden, äußeren Werten mehr hinterherlaufen würdest. Das würde dein Leben enorm entspannen und dir dabei helfen, deine Intuition zu spüren. Im Nachhinein bin ich unendlich dankbar, dass ich aus diesem Albtraum aufwachen und feststellen durfte, wie falsch es von mir war, meinen wundervollen Körper derart zu missbrauchen, nur um fremden Vorstellungen zu entsprechen.

Man könnte meinen, dass ein verschobenes Körperbild Strafe genug ist. Aber das ist erst der Anfang. Denn wenn du dich dick fühlst, erhöhst du die Wahrscheinlichkeit, dick zu werden.

Wie das sein kann? Es gibt zwei Mechanismen, die in Kraft treten, sobald du deine Gedanken mit negativer Energie manipulierst.

Dein Realitätskreislauf wird auf »dick« programmiert

Den Realitätskreislauf kennst du bereits aus Kapitel 2, »Vom Diät-Ich zum Wohlfühl-Ich«. Wenn du über dich selbst denkst, *Ich bin dick!,* aktivierst du den folgenden Kreislauf:

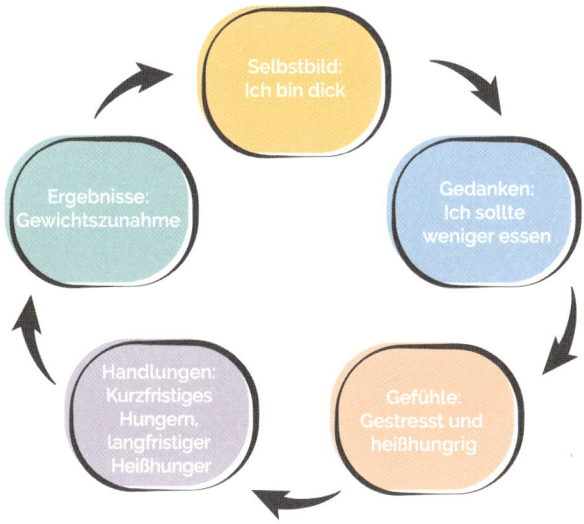

Der Kreislauf wirkt, wie du weißt, nicht nur auf psychischer, sondern auch auf körperlicher Ebene, da deine Gefühle über die Ausschüttung von bestimmten Hormonen zu körperlichen Reaktionen führen.[3]

Du hast sicher schon einmal vom sogenannten Placeboeffekt gehört. Er ist ein sehr gutes Beispiel dafür, wie dein Körper auf deine unbewussten Überzeugungen reagiert. Wenn du glaubst, dass ein Medikament deine Schmerzen lindert, setzt du allein durch den Glauben daran bestimmte Prozesse in deinem Körper in Gang, die den Schmerz mindern, auch wenn gar kein Wirkstoff im Medikament vorhanden ist.[4, 5] Wenn du also jeden Tag vor dem Spiegel die bittere Pille schluckst, auf deren Packung steht *Ich bin dick und nicht gut genug!*, wird sich mit großer Wahrscheinlichkeit genau das in deinem Leben manifestieren: Du wirst zunehmen und dich unzulänglich fühlen.

Deshalb ist es so wichtig, dass du mithilfe dieses Kapitels lernst, dich selbst durch neue Augen zu betrachten, deine Perspektive zu wechseln und ein positives Körperbild zu entwickeln. Nur so kannst du in den positiven Realitätskreislauf einsteigen und dein Wohlfühlgewicht erreichen und halten.

Es gibt einen speziellen Bereich in deinem Gehirn, der dir genau dabei helfen wird: das sogenannte aufsteigende, retikuläre Aktivierungssystem, kurz ARAS. Du kannst dir diese Hirnregion wie ein Alarmsystem vorstellen. Es hat unter anderem die Aufgabe, dein Gehirn »aufzuwecken«, wenn du eine für dich wichtige Information wahrnimmst.[6] Welche Informationen für dich relevant sind und wann dein ARAS dich auf etwas aufmerksam macht, hast du selbst über deine ganz individuellen Filter eingestellt. Vielleicht hast du schon einmal darüber nachgedacht, dass du gern einen Partner hättest, und auf einmal hast du überall Pärchen gesehen. Oder du hast überlegt, dir ein bestimmtes Auto zu kaufen, und auf einmal siehst du genau dieses Auto an jeder Straßenecke. Ich kenne viele schwangere Frauen, die berichten, dass sie auf einmal überall Schwangere oder Frauen mit kleinen Babys sehen.

Die Realität aber ist: Es gibt nicht auf einmal mehr rote Autos, weil du dir selbst überlegst, eines zu kaufen, und es werden auch nicht plötzlich mehr Babys geboren, nur weil du vielleicht selbst gerade schwanger bist. Dein Alarmsystem macht dich nur immer auf das aufmerksam, mit dem du dich gerade mental beschäftigst.

Dein ARAS unterstützt dich also dabei, für dich wichtige Informationen wahrzunehmen. Leider funktioniert das auch bei Informationen, die dich negativ beeinflussen, denn dein Alarmsystem wertet nicht – es führt nur aus. Es wird also auch dann aktiviert, wenn du zu dir sagst: *Ich bin dick und sollte nicht so viel essen.* Auf einmal kommt dir dein Spiegelbild dick vor, und du siehst überall Dinge, die dich dick machen könnten. Draußen auf der Straße beobachtest du Menschen, die Eiscreme schlemmen. Deine Gedanken wandern wie automatisch zum Kühlschrank. Im Supermarkt siehst du plötzlich nur noch Süßigkeiten – allerspätestens an der Kasse wirst du schwach. Und beim Kaffeetrinken mit deiner Freundin kannst du nicht aufhören, die Kuchentheke anzustarren. Irgendwann kannst du dem Druck nicht mehr standhalten. Nicht weil du schwach und disziplinlos bist, sondern weil du durch dein ARAS überall auf »Verführungen« aufmerksam gemacht wirst, die natürlich schlanke Menschen gar nicht wahrnehmen. Da dein Alarmsystem deine Umwelt allerdings den ganzen Tag nach verbotenen Lebensmitteln und vermeintlichem Verzicht scannt, befindest du dich nonstop im Stress.

Stell deine Filter neu ein

Wenn du dich im Spiegel anschaust, siehst du nicht denselben Körper, den Freunde oder dein Partner sehen, wenn sie dich betrachten. Du hast vielleicht schon einmal die Erfahrung gemacht, dass auch du nicht jeden Tag demselben Menschen im Spiegel begegnest. Vielleicht stehst du an einem Tag vor deinem Ganzkörper-Spiegel, drehst dich in deinem hübsch geblümten Sommerkleid ins Profil und wieder zurück, zwinkerst dir zu und fühlst dich dabei schlank, sexy und rundum wohl. Am Tag darauf kneifst du dir morgens vor dem Spiegel in die Speckröllchen, während du dich dick und unattraktiv findest und am liebsten versteckt in einem großen Kartoffelsack das Haus verlassen würdest.

Für dieses Phänomen gibt es eine wissenschaftliche Erklärung, und die heißt nicht Montagsblues. Dein Gehirn verarbeitet pro Sekunde etwa elf Millionen Sinneseindrücke, von denen laut aktueller Forschung nur circa fünfzig in dein Bewusstsein gelangen.[7] Welche fünfzig aus den elf Millionen ausgewählt werden, hängt von deinen unbewussten Filtern ab. Jeder Mensch hat diese Filter. Sie sind gut und nützlich, da wir ohne sie die komplexe Welt mit all ihren Reizen gar nicht verarbeiten könnten. Das bedeutet, wir sehen die Welt nicht so, wie sie wirklich ist, sondern immer nur durch einen personalisierten Filter.

Als ich klein war, hatte eine gute Freundin von mir panische Angst vor Spinnen. Immer wenn sie in einen Raum kam und ich anfangen wollte, ein Brettspiel mit ihr zu spielen, entdeckte sie Spinnen, die mir niemals aufgefallen wären. Ich habe noch genau das Bild ihrer großen runden Augen hinter der riesigen Brille vor Augen, die weinerlich und ängstlich die Spinne anstarren. Sie lebte in ständigem Stress und ständiger Angst und machte es dadurch nur noch schlimmer.

Das funktioniert übrigens nicht nur mit Ängsten, sondern auch mit Dingen, die wir mögen. Ich möchte dir dafür ein Beispiel nennen, das du so oder in anderer Form sicherlich aus deinem eigenen Leben kennst. Wenn ich mit Marc händchenhaltend durch die Straßen laufe, sieht er überall aufregende Autos, und ich genieße einfach nur die Sonne im Gesicht, ohne auch nur einen einzigen Wagen wahrzunehmen. Autos gehören einfach nicht zu meinem persönlichen Filter, während sie Marcs große Leidenschaft sind.

Genauso gibt es dünne Frauen, die sich im Spiegel anschauen und sich dick fühlen, weil sie ihren Filter anders programmiert haben als kurvige Frauen, die sich so lieben, wie sie sind.

Du siehst die Welt also niemals so, wie sie ist, du siehst sie so, wie du bist!

Wenn du etwas in deinem Leben verändern möchtest, solltest du also als Erstes deine Filter neu einstellen. Denn wie du dir sicher vorstellen kannst, fällt es dir leichter, wie ein natürlich schlanker Mensch zu handeln, wenn du dich bereits wohl in deinem Körper fühlst. Um dein Körpergefühl in der Zukunft zu ändern, ist es wichtig, dass du erst einmal in der Vergangenheit aufräumst und herausfindest, welche Filter dein Leben bestimmen.

Bezogen auf deine momentan noch überschüssigen »Sorgenkilos« bedeutet das ganz konkret: Egal ob du sie tatsächlich mit dir herumträgst oder sie dir vielleicht lediglich einbildest, weil du beim Anblick im Spiegel bestimmte Teile deines Ichs herausfilterst, die zu einem verzerrten Körperbild führen: Diese eingebildeten oder echten Sorgenkilos gehören nicht zu dir! Deshalb ist es so wichtig, dich nicht länger auf dein eingebildetes oder reales Übergewicht zu fokussieren. Es ist nur entstanden, weil du dich irgendwann einmal darauf konzentriert oder Angst davor entwickelt hast, zu viel zu wiegen. Übrigens ist es dafür vollkommen egal, ob du …
- tatsächlich übergewichtig bist,
- vielleicht nur das Gefühl hast, übergewichtig zu sein, aber vielleicht nur ein paar Kilo mehr wiegst als dein Idealgewicht,
- oder eigentlich ein gesundes Gewicht hast oder sogar untergewichtig bist und dich dennoch zu dick fühlst.

Wenn es dich belastet, ist es Zeit, das eingebildete und tatsächliche Übergewicht endlich loszulassen.

Es gibt verschiedene unbewusste Glaubenssätze, die zu Übergewicht führen können, ohne dass du es beabsichtigst. Sie wirken im Unterbewusstsein und sind schon so lange in deinem Leben, dass du sie nicht so einfach identifizieren kannst. Meistens gehören diese Überzeugungen zu den folgenden Gruppen:
- einfache Glaubenssätze, zum Beispiel *Ich bin zu dick*
- Angst-Glaubenssätze, zum Beispiel *Ich darf nicht dick sein, sonst werde ich nicht geliebt*

- Schutz-Glaubenssätze, zum Beispiel *Ich muss dick sein, um mich vor Missbrauch oder Oberflächlichkeit zu schützen*

Du merkst: Für dein Unterbewusstsein hat dein empfundenes oder reales Übergewicht einen guten Grund. Entweder du hast es, um deine innere Wahrheit *(Ich bin dick!)* zu bestätigen, oder um etwas in dein Leben zu holen, worauf du dich fokussierst, weil du Angst davor hast *(Ich darf nicht dick sein, sonst werde ich nicht geliebt)*. Vielleicht denkt dein Unterbewusstsein sogar, das Übergewicht sei überlebenswichtig für dich, und erfüllt somit die Funktion, dich vor etwas zu beschützen *(Wenn ich übergewichtig oder unattraktiv bin, werde ich nicht missbraucht oder verletzt)*. Es kann also vorkommen, dass Menschen in ihrer Vergangenheit emotional oder körperlich missbraucht wurden und sich ihr Übergewicht als eine Art Schutzpanzer angeeignet haben. Wenn du vermutest, dass dein Übergewicht dich auf eine gewisse Art »beschützt« und auf einem schwerwiegenden Trauma in deiner Vergangenheit beruht, kann ich dir nur ans Herz legen, dir professionelle Hilfe in Form einer Therapie zu suchen.

Die Gründe für deine negativen Glaubenssätze können vielfältig sein und sind individuell verschieden. Eine Wahrheit gilt allerdings für sie alle: **Dein Übergewicht ist kein Teil von dir. Du hast es durch falsche Überzeugungen in dein Leben gezogen.**

Übung: Stell deine Filter neu ein!

Mithilfe dieser Übung hast du die Möglichkeit, deine unbewussten Überzeugungen zu identifizieren und anschließend loszulassen.

1. Welche Überzeugungen könnten hinter deinem realen oder empfundenen Übergewicht stehen? Denk dabei an alle Erfahrungen und Bewertungen zurück, die du rund um dein Ge-

wicht gemacht hast, und schreibe sie auf. Dabei darfst du auch bis in deine Kindheit zurückgehen – hier manifestieren sich die meisten Glaubenssätze.

_____

_____

_____

_____

2. Schau dir diese unbewussten Überzeugungen an. Wie fühlst du dich damit? Sind sie wirklich wahr, oder hast du sie irgendwann übernommen und »wahr« gemacht? Was machen diese Überzeugungen mit dir?

_____

_____

_____

_____

3. Welcher Mensch wärst du, wenn du diese Überzeugungen heute loslässt?

_____

_____

_____

_____

4. Welche neuen Überzeugungen, die deinem eigenen Willen entsprechen, kannst du stattdessen glauben und für dich wahr machen?

Oft fällt es schwer, die eigenen Glaubenssätze aufzuspüren. Zur Inspiration möchte ich dir gern erzählen, wie diese Übung für mich ausgesehen hat.

1. Falsche Überzeugungen und Bewertungen (und deren Wurzel):
   - *Ich bin zu dick (von den Topmodels und Instagram).*
   - *Ich werde nicht geliebt, wenn ich nicht gut aussehe und erfolgreich bin (aus meiner Kindheit*).*
   - *Ich bin nicht (schön) genug (aus meiner Jugend).*
2. Wie fühle ich mich mit diesen Glaubenssätzen, und was machen sie mit mir?
   Ich fühle mich schrecklich damit, denn sie sorgen dafür, dass ich frustriert bin, mehr esse und mich hässlich, dick, ungeliebt und unzulänglich fühle.
3. Welcher Mensch bin ich, wenn ich die Gedanken loslasse?
   Ich bin frei und kann endlich anfangen, ich selbst zu sein!
4. Was sind deine neuen Überzeugungen und Bewertungen?
   - *Ich bin genug und werde geliebt.*
   - *Ich bin von innen heraus schön und gesund!*
   - *Ich erreiche mein gesundes Wohlfühlgewicht und kann es problemlos durch ein intuitives Essverhalten halten.*

---

* Den Glaubenssatz *Ich werde nicht geliebt* und *Ich bin nicht gut genug* tragen fast alle Menschen als Urangst mit sich herum – sogar dann, wenn sie eine traumhafte Kindheit hatten und sich mehr Liebe gar nicht hätten wünschen können.

Erst annehmen, dann abnehmen

Bist du bereit, eine der wichtigsten Beziehungen in deinem Leben aufzufrischen? Alles im Leben ist relativ – auch dein Blickwinkel auf deinen Körper. Du allein entscheidest, ob dein Körper ein Geschenk für dich oder ob er »nicht genug« oder »zu dick« ist.

Dieses Kapitel wird dir dabei helfen, eine gesunde Beziehung zu deinem Körper aufzubauen. Wenn das geschafft ist, kannst du mithilfe der folgenden Übungen anfangen, dich bereits jetzt rundum wohlzufühlen und einen neuen Realitätskreislauf in Gang zu setzen. Das ist die Grundlage, um gesund dein Wohlfühlgewicht zu erreichen – und das dann auch zu halten. Denn erst, wenn du deinen Körper wirklich angenommen hast, kannst du seine intuitiven Signale beachten und als schönen Nebeneffekt endlich das wiegen, was dein Körper als Idealgewicht erachtet.

Das Wichtigste vorab: Dein Körper ist ein Geschenk. Wenn du keinen Körper hättest, könntest du nicht leben. Du hast ihn als Zuhause für deine Seele geschenkt bekommen, ohne dass du etwas dafür tun musstest. Seit vielen Jahren ist er für dich da und ermöglicht dir tagein, tagaus, dein Leben zu erleben.

Denkst du nicht, dass es undankbar ist, an einem solch wunderbaren und einzigartigen Geschenk herumzukritisieren? Und das nur, weil dich die Medien und die Diätindustrie glauben lassen wollen, dass du einem bestimmten Ideal entsprechen musst, um geliebt zu werden – was wir ja bereits als absoluten Unsinn entlarvt haben.

Das Einzige, das du wirklich brauchst, um geliebt zu werden, bist du selbst – egal wie du aussiehst. Aussehen ist keine Bedingung für Liebe und Annahme. Oder glaubst du, dass eine Mutter ihr Baby nicht liebt, weil es eine knubbelige Nase und mehr Babyspeck als andere Kinder hat? So wie eine Mutter ihr »unperfektes« Baby annehmen und lieben kann, so kannst du auch dich selbst in deiner vollen Nicht-Perfektion annehmen.

Bevor wir uns der Annahme konkreter Körperpartien widmen, möchte ich dich zu einer Gedankenreise einladen, um die generelle Haltung gegenüber deinem Körper zu verbessern. Lies dir dafür einfach die folgenden Zeilen in Ruhe durch.

Gedankenreise: Ein einzigartiges Geschenk

Nimm ein paar bewusste Atemzüge, um dich in einen wunderbar entspannten Zustand zu begeben. Erlaube dir, dich mit jedem weiteren Atemzug immer tiefer zu entspannen.
Stell dir jetzt vor, du bist irgendwo im Universum ... Es ist ganz dunkel, du kannst nichts sehen ... du kannst nichts fühlen ... um dich herum ist einfach nur Unendlichkeit ... doch du kannst dich nicht bewegen ...
Stell dir vor, wie aus der Ferne etwas auf dich zufliegt. Du kannst es kaum erkennen, es sieht aus wie ein Licht, das dich ein wenig blendet. Je näher es kommt, umso deutlicher erkennst du: Es ist ein wunderschönes Geschenk in einer hellen, strahlenden Verpackung. Das Paket öffnet sich vor dir, und alles ist mit einem Mal umgeben von gleißendem Licht ...
Du spürst, dass du einen Körper geschenkt bekommen hast ... du bewegst deine Finger ... du nimmst einen tiefen Atemzug in deine Lunge ... du spürst deinen Herzschlag ... Und du öffnest deine Augen und erblickst über dir einen wunderbar blauen Himmel mit weißen Schäfchenwolken. Du schaust dich nach rechts und nach links um und befindest dich in einer traumhaft schönen Blumenwiese ... Das Gras duftet, und die Blumen strahlen in bunten Farben.
Du lächelst ... du spürst Glücksgefühle ... Weil das Gras dich kitzelt, beschließt du, aufzustehen, und spürst dabei, dass es dir ganz leichtfällt, mühelos vom Boden hochzukommen und auf stabilen Beinen auf einer wunderschönen Lichtung zu stehen.

Du siehst, wie vom Ende der Lichtung eine Person auf dich zukommt, die dir vertraut vorkommt ... Es ist der Mensch, den du am meisten in deinem Leben liebst ... Diese Person kommt auf dich zu, schaut dir in deine Augen und nimmt dich fest in den Arm. Du erwiderst die Umarmung und spürst all die Liebe ... all die Dankbarkeit, dass du einen wundervollen Körper geschenkt bekommen hast, mit dem du dieses Leben erleben, anderen Menschen Liebe schenken und wundervolle Dinge kreieren kannst.

Und? Wie gefällt dir dieses einzigartige Geschenk? Nimm es an, wie es ist: Du hast keine andere Wahl, als deinen Körper anzunehmen. Denn ohne deinen Körper könntest du nicht sein!

Dein Körper ist dein größter Schatz. Wie du ihn siehst, mit wie viel Liebe oder Abneigung du ihn betrachtest, ist ausschlaggebend dafür, wie groß deine Erfolge beim intuitiven Essen sein werden.

Ich möchte dir zwei Arten von Körperwahrnehmung vorstellen: das **Körperbild** und das **Körpergefühl.** Das Körpergefühl bezeichnet die Art, wie du deinen Körper mit deinen Sinnen wahrnimmst, während du nicht durch äußere Einwirkungen wie beispielsweise einengende Kleidung abgelenkt wirst. Auch körperliche Wahrnehmungen, wie zum Beispiel die Beobachtung deines Atemvorgangs oder das Hineinfühlen in deinen Herzschlag, gehören dazu. Und auch, wie du deinen Körper von innen heraus fühlst. Damit meine ich, ob du dich innerlich als zu dick oder zu dünn wahrnimmst.

Die zweite Art der Körperwahrnehmung ist das Körperbild, also wie du deinen Körper in Gedanken oder im Spiegel und auf Fotos siehst.

Beide Arten der Wahrnehmung können so verändert sein, dass sie deinen Erfolg verhindern. Wenn du zum Beispiel anfängst, deinen »Wohlfühlgewicht«-Realitätskreislauf aufzubauen, du dich aber jedes Mal, sobald du in den Spiegel blickst, als zu dick empfindest, wird es schwierig mit dem entspannten Essverhalten und auch mit der Gewichtsabnahme.

Ich weiß noch genau, wie sehr es mich damals einschränkte, dass ich mich ständig als »zu dick« empfand. Wenn ich mich im Spiegel betrachtete, musste ich sofort auf meinen Bauch, meine Arme und meine Oberschenkel schauen. Es war wie ein Fluch, dem ich mich nicht entziehen konnte! Fotos oder Videos von mir anzuschauen, war für mich der blanke Horror, und wenn ich abends im Bett lag, checkte ich häufig noch mal mit der Hand, ob mein Bauchspeck in den letzten Tagen mehr geworden war.

Mittlerweile kennst du ja das Prinzip der Filter in deinem Bewusstsein und den Grundsatz, dass du von all dem, worauf du dich fokussierst, immer mehr erhältst. Als ich dieses Prinzip endlich verstanden und damit angefangen hatte, liebevoll an meinem Körpergefühl und an meinem Körperbild zu arbeiten, wurde es immer leichter für mich, mein überschüssiges Körperfett loszulassen.

	Körpergefühl	*Körperbild*
Wahrnehmung	Das Gefühl, das du in deinem Körper hast	Die Art und Weise, wie du deinen Körper in Gedanken und in echt siehst
Verzerrte Wahrnehmung (Beispiele)	Ich fühle mich fett und schwabbelig. Ich kann meinen Körper nicht fühlen.	Ich sehe dick und hässlich aus. Ich will perfekt aussehen.
Gesunde Wahrnehmung = Wohlfühl-Ich (Ziel)	Ich fühle mich selbst! Ich fühle mich gesund und stehe mit meinem Körper in Verbindung. Ich liebe meinen Körper.	Ich sehe mich selbst! Ich sehe meinen gesunden Körper und habe keinen Anspruch auf Perfektion.

Wie du siehst, geht es vor allem darum, dass du dich selbst wieder auf eine Art und Weise sehen und fühlen lernst, die dich in deinem Fortschritt bestärkt.

Sobald du dich nicht mehr als »zu dick« wahrnimmst, sondern als »genau richtig«, wird dein Realitätskreislauf dich dabei unterstützen, das für dich genau richtige Gewicht zu erreichen.

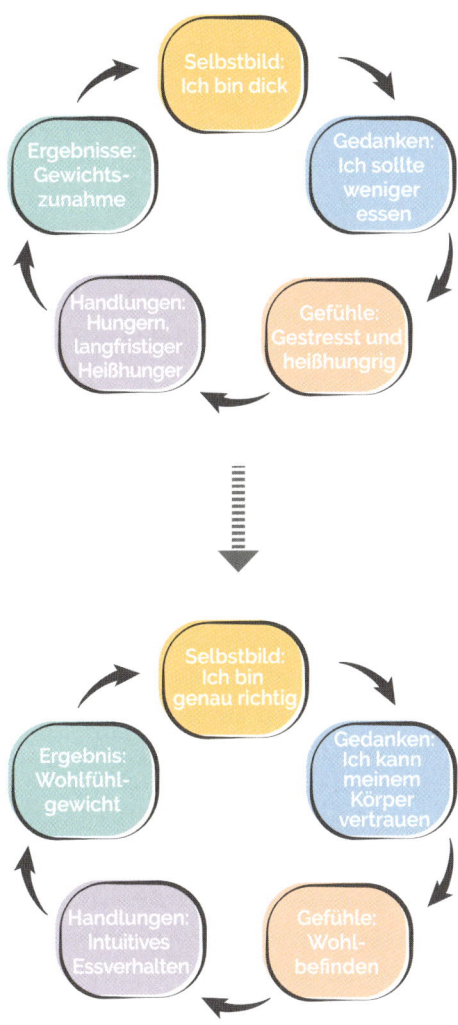

Wie du in der Grafik siehst, ist es extrem wichtig, dass du dich bereits jetzt als genau richtig und nicht mehr als zu dick empfindest. Die folgenden Punkte können dir dabei helfen, dein Selbstbild zu verändern:
- Führe dir immer wieder vor Augen, dass dein Körper ein einzigartiges Geschenk ist.
- Verstau alle Kleidungsstücke auf dem Dachboden, die dir zu klein sind. Kauf dir nur noch Kleidungsstücke, in denen du dich in deinem jetzigen Körper wohlfühlst.
- Such dir prominente Vorbilder, die nicht für ihren makellosen Körper oder ihr Aussehen bekannt sind, sondern für ihren tollen Charakter oder das, was sie der Welt geben.
- Übe jeden Tag! Ob morgens vor dem Spiegel, abends vor dem Einschlafen im Bett oder in ganz alltäglichen Situationen: Trainiere immer wieder, deinen Körper mit Liebe und Annahme zu füllen. Wenn du nicht weißt, wie du das Gefühl von Liebe aktivierst: Ich habe es dir in Kapitel 4 bei der Frage *Wie soll ich dem Gefühl Liebe schenken?* erklärt. Du kannst nicht nur einem Gefühl Liebe schenken, sondern auch dir selbst, zum Beispiel indem du deinen Körper und dich mit deiner Farbe der Liebe erfüllst.
- Schau dir Bilder von dir selbst an, auf denen du dich unwohl fühlst, und schenk dir bedingungslose Liebe.
- Mach Dinge *jetzt,* die du bisher immer auf den Zeitpunkt verschoben hast, an dem du »endlich den perfekten Körper« hast. Das können der Saunabesuch, der Unterwäsche-Einkauf oder die Ganzkörpermassage sein.

Vielleicht fragst du dich immer noch: *Aber Mareike, es fällt mir so unglaublich schwer, mich anzunehmen, wie soll ich mich denn mit meinem jetzigen Körper schon als richtig betrachten?* Ganz einfach: Indem du feststellst, dass du ohne deinen Körper nicht leben könntest. Du hast gar keine andere Wahl, als ihn anzunehmen, denn wenn du ihn ablehnen würdest, könntest du gar nicht leben. **Dein Körper ermöglicht dir dein Leben!** Das ist Grund genug, ihn genauso anzunehmen und als richtig zu betrachten, wie er ist.

Falls du mir immer noch nicht glaubst, wie essenziell wichtig es ist, deinen Körper so anzunehmen, wie er ist, würde ich dich gern fest an beiden Schultern packen und dir ernst in die Augen schauen. Es gibt Menschen, deren Körper nicht mehr funktioniert – die an Geräte angeschlossen nicht einmal mehr in der Lage sind, wie du dieses Buch zu lesen. Es gibt Menschen, die vor ihrem ersten Geburtstag sterben und nicht die Chance bekommen, sich mit Luxusproblemen wie dem perfekten Körpergewicht auseinanderzusetzen. In meinen Augen ist es als lebender Mensch nicht nur wichtig, den eigenen, gesunden Körper als Geschenk zu begreifen, es ist sogar ein Vergehen, es nicht zu tun. Denk einmal daran, was dein Körper jeden einzelnen Tag für dich leistet! Ist es da nicht furchtbar arrogant, ihn abzulehnen?

Ich möchte an dieser Stelle eine sehr persönliche Geschichte mit dir teilen, die mir dabei geholfen hat, meinen Körper als das zu akzeptieren, was er ist: das größte Wunder des Lebens.

Ich bin im fünften Semester meines Medizinstudiums und absolviere einen Praxisblock in der Klinik für Onkologie. Es ist vier Uhr nachmittags, und ich blicke aus dem Fenster, wo mich die strahlende Frühlingssonne auf eine Fahrradtour an den Rhein einlädt.

»Mareike, du kannst gleich freimachen, aber könntest du bitte vorher noch mal in Zimmer 13 gehen und dort Blut abnehmen?«

Ich sammle das Blutabnahmebesteck zusammen und gehe los. Zimmer 13 ist ganz am anderen Ende des Flurs, und auf dem Weg in das Zimmer quietschen meine Turnschuhe auf dem Krankenhausboden. Ich klopfe und öffne langsam und nichts ahnend die Tür.

Das Zimmer ist abgedunkelt, sodass die Sonne nur durch die kleinen Schlitze des Rollos in den Raum fällt. Ich erkenne die Silhouette eines sehr zarten, etwa dreizehnjährigen jungen Mädchens mit einem langen Zopf, das im geblümten Nachthemd auf der Bettkante sitzt und in ein Notizbuch schreibt.

»Hey«, sage ich leise und gehe auf die zierliche Gestalt zu. Irgendwas stimmt hier nicht, denke ich. Denn das Mädchen kommt mir immer dünner vor, je näher ich trete. Da sie sich noch nicht zu mir umgedreht hat und ich nicht unhöflich sein möchte, schaue ich auf das Bett, an dem ihr Name steht: Anna L. »Hallo, Anna.«

Langsam dreht sich der kleine Kopf zu mir um, und ich blicke in riesige blaue Augen, die mich aus einem ausgemergelten Kindergesicht anstarren.

»Hallo«, sagt das kleine Mädchen mit krächzender Stimme.

»Ich bin Mareike, und ich komme zum Blutabnehmen«, stelle ich mich kurz vor und versuche, mir den Schreck nicht anmerken zu lassen.

Stumm krempelt Anna ihr Nachthemd hoch und streckt mir den blassen Arm entgegen. Ich setze mich zu ihr auf die Bettkante, und während ich den Kinder-Stauschlauch um ihr dünnes Ärmchen lege, ärgere ich mich, dass ich mir nicht die Zeit genommen habe, in ihre Akte zu schauen und zu prüfen, welche Erkrankung sie hat. Ich überlege nervös, wie ich ihre Stimmung etwas auflockern kann.

»Was schreibst du denn da Schönes?«, frage ich sie schließlich.

»Ich schreibe auf, was ich heute alles erleben durfte.«

»Wie schön! Was durftest du heute erleben?«

»Och, ich habe Besuch bekommen, meine Mama war da, und ich habe einen Waldmeister-Wackelpudding als Nachtisch gegessen.«

Sie zögert. Ich spüre, dass sie noch mehr sagen möchte, und lächle sie aufmunternd an.

»Und ich habe heute geatmet. Dafür bin ich jeden Tag dankbar.«

Als ich sehe, wie ihr Tränen in die Augen steigen, lege ich meine Utensilien ab und ergreife ihre beiden Hände. Voller Mitgefühl schaue ich in ihre unendlich traurigen und zugleich schönen Augen, und ich merke, wie auch mir die Tränen in die Augen schießen.

»Hey«, sage ich sanft. »Was ist denn los?«

Mit einem lauten Schluchzen und gebrochener Stimme antwortet sie: »Ich werde bald sterben. Ich habe unheilbare Leukämie. Und ich versuche, die letzten Tage, die mir in meinem Körper bleiben, zu genießen ... «

Ich nehme ihren zarten, zerbrechlichen Körper in meinen Arm und lasse zu, dass mir die Tränen über die Wange laufen ...

Auch jetzt, beim Aufschreiben dieser Erinnerung, kommen mir noch die Tränen. Seit dieser unvergesslichen Erfahrung mit Anna empfinde ich ein tiefes Schamgefühl, dass ich meinen Körper jemals als »nicht genug« verurteilte. Die kleine Anna vollbrachte vor ihrem Tod noch eine letzte Heldentat: nämlich dass ich endlich meinen Körper annahm und dankbar für ihn war.

Wenn du es zulässt, kann Anna auch für dich eine Heldin werden: Indem du für dich die Entscheidung triffst, dankbar für deinen Körper zu sein, anstatt ihn abzulehnen. Vielleicht fällt es dir mit Anna im Hinterkopf leichter, das neue Selbstbild, dass du genau richtig bist, auch wirklich zu verinnerlichen.

Ich kann es nicht oft genug betonen: Damit du dein Wohlfühlgewicht erreichen und zukünftig *wirklich* intuitiv essen kannst, ist es absolut wichtig, dass du deinen jetzigen Körper bereits als »richtig« empfindest und dich in ihm wohlfühlst.

Damit dir die Annahme deines Körpers gelingt, ist es unverzichtbar, der nackten Wahrheit ins Auge zu schauen. Ja, ich meine tatsächlich: nackt. In der kommenden Übung geht es darum, dass du Frieden schließt mit den Teilen deines Körpers, die du bisher noch verurteilst. Du wirst dir einiger unbequemer Wahrheiten in Bezug auf deine Körperwahrnehmung bewusst werden, vor denen du die Augen noch verschließt. Du wirst lernen, deine negativen Bewertungen loszulassen und somit endlich nicht mehr das in dein Leben zu ziehen, was du doch eigentlich um jeden Preis verhindern willst: Übergewicht und Unwohlsein mit dir selbst.

Übung: Verändere dein Körperbild

Das folgende Körperschema lässt sich ganz wunderbar für diese transformierende Übung nutzen.

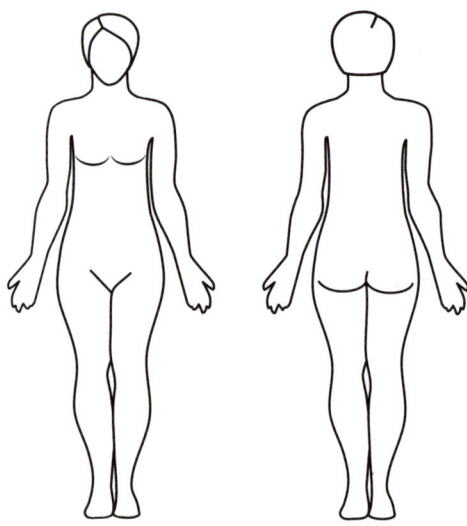

1. Nimm dir einen Stift und markiere alle Stellen an deinem Körper, die du innerlich noch verurteilst. Schreib die negative Bewertung in deinem typischen gedanklichen Wortlaut daneben, zum Beispiel »dicke Waden«, »wabbeliger Bauch«, »dellige Oberschenkel« und so weiter.
2. Stell dir nun die ehrliche Frage: Wie fühlst du dich mit diesen Gedanken über deinen Körper und dich selbst? Was machen diese Gedanken mit dir? Machen sie dich traurig? Oder wütend?
3. Was wäre, wenn du diese Gedanken heute losließest? Welcher Mensch wärst du, wenn du von diesen Verurteilungen befreit wärst?

4. Überlege dir für jede negative Bewertung eine neue, positive Bewertung. Zum Beispiel: *Ich habe dicke Waden → Ich habe wunderbare Beine, die mich jeden Tag tragen.*

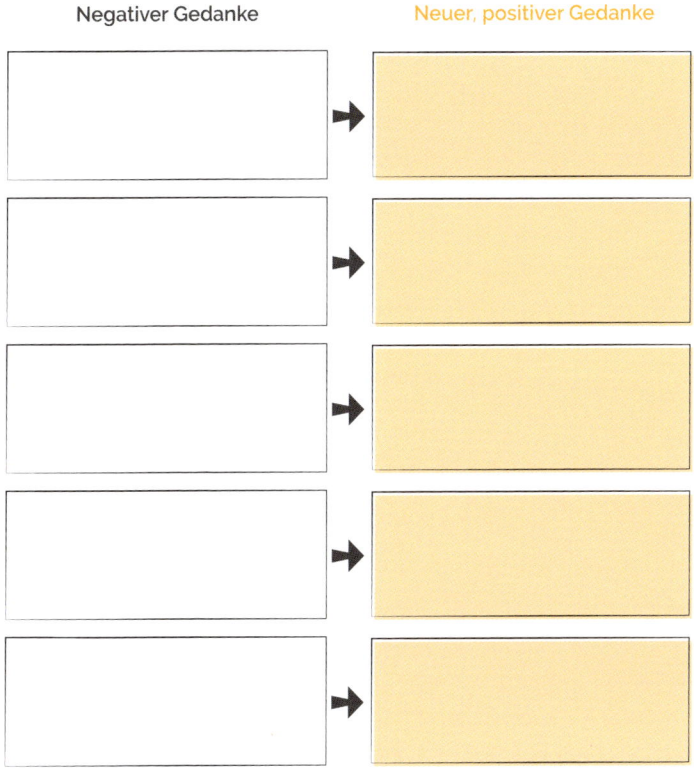

Großartig, dass du in dieser Übung ehrlich zu dir selbst warst. Ich weiß, sie erfordert viel Mut. Aber sie hilft dir auch wesentlich dabei, deine Wahrnehmungsfilter neu einzustellen.

»Alles ist Energie. Gleiche dich der Frequenz der Realität an, die du möchtest, und du kreierst diese Realität. Das ist keine Philosophie. Das ist Physik.«
Albert Einstein

Möchtest du wissen, was Albert Einstein und die Quantenphysik mit deinem Wohlfühlgewicht zu tun haben? Viel mehr, als du vermutlich denkst! Denn im Grunde ist alles Energie. Jeder Gedanke ist Energie. Jedes Gefühl ist Energie. Jeder Fettaufbau- und Fettabbauprozess ist Energie. Jede Ursache hat eine Wirkung. Neuste Theorien der Quantenphysik deuten darauf hin, dass wir allein durch unsere gedankliche Energie unsere Umwelt beeinflussen können.[8, 9]

Wenn du etwas erreichen willst in deinem Leben, ist der schnellste Weg zu deinem Ziel, dich bereits jetzt so zu fühlen, als hättest du es schon erreicht, und dich in dieses Gefühl zu verlieben.

Die folgende Visualisierungsübung ist dazu geeignet, deine Wahrnehmungsfilter wieder auf ein gesundes Körperbild zu programmieren. Wichtig: Es geht hierbei ausdrücklich nicht darum, dir ein fremdes Ideal oder einen Topmodel-Körper vorzustellen. Es geht vielmehr darum, ein für deinen Körper gesundes Gewicht vor dem inneren Auge erscheinen zu lassen: deinen Wohlfühlkörper.

Übung: Dein gesundes Körperbild

Lies dir zuerst die einzelnen Schritte durch, bevor du die Übung absolvierst. Setz oder leg dich für diese Übung an einen Ort, an dem du ungestört bist. Ich empfehle dir, sie jeden Morgen gleich nach dem Aufstehen und jeden Abend vor dem Einschlafen zu machen.

1. Schließ deine Augen und nimm ein paar bewusste Atemzüge, um im Hier und Jetzt anzukommen und deine Vorstellungskraft zu aktivieren.
2. Stell dir dich selbst mit dem für deinen Körper optimalen Körpergewicht vor. Falls du nicht ganz sicher bist, wie du dann aussiehst, wähle einfach gedanklich die Körperform, die sich für dich gesund und stimmig anfühlt.
3. Schau dich nun an und beobachte, wie du dich bewegst. Sieh dir selbst zu, wie du atmest, lächelst, stehst und gehst. Wie du mit anderen Menschen umgehst und deinen Tag mit einer neuen Leichtigkeit und Unbeschwertheit meisterst.
4. Wenn du so weit bist, stell dir vor, wie du in deinen Körper »einsteigst«. Nimm wahr, was du siehst. Höre, was du hörst, und spüre, wie gut es sich anfühlt, voll und ganz deinen Wohlfühlkörper zu erleben. Genieße dieses tolle Gefühl, deinen Körper zu spüren, lebendig zu sein und dich einfach nur rundum »richtig« und angekommen zu fühlen.
5. Stell dir verschiedene Dinge vor, die du mit diesem neuen Körpergefühl im Alltag tust. Wie viel entspannter ist dein Leben, wenn du vollkommen frei von deinen Figur-Sorgen bist und dich wohl in deiner Haut fühlst? Wie viel mehr Energie hast du für Dinge, die dir wichtig sind? Wie viel mehr bist du mit dir selbst verbunden? Genieß es! Je mehr du es genießt, umso leichter wird es dir fallen, dieses neue Körpergefühl zu deiner Realität zu machen und zu manifestieren.

Tipp: Ich persönlich absolvierte diese Übung damals für einige Wochen jeden Tag, und sie tat mir und meinem Körpergefühl sehr gut. Probier es doch einfach mal für dich aus und sei gespannt, was passiert!

Weg mit der Waage

Wenn du es mit deinem Wohlfühlgewicht wirklich ernst meinst, empfehle ich dir von Herzen, dich nicht weiter täglich zu wiegen. Die Gründe dafür möchte ich dir gern erläutern.

Grund Nr. 1: Natürlich schlanke Menschen wiegen sich nicht oder nur sehr selten.

Wenn du einen natürlich schlanken Menschen fragst, wie viel er wiegt, wirst du oftmals feststellen, dass er nicht einmal eine Waage besitzt und sein Gewicht schätzen muss. Die Waage hat einfach keine Relevanz in seinem Leben, da natürlich schlanke Menschen vollkommen entspannt sind und ihrem Körpergewicht und ihrem Körper vertrauen. Sie können dir also nicht nur in Bezug auf ihr Essverhalten ein Vorbild sein, sondern auch hinsichtlich ihres Körperbildes und dem Umgang mit ihrem Gewicht.

Grund Nr. 2: Dein Gewicht dokumentiert nicht deinen wahren Fortschritt.

Auf der Reise zu deinem langfristigen Wohlfühlgewicht finden viele innere Transformationsprozesse statt, die du mit der Waage überhaupt nicht messen kannst. Das bedeutet: Es kann sein, dass du bereits viele Denkgewohnheiten umgestellt hast, sich das jedoch noch nicht auf der Waage zeigt. In diesem Fall kann es sehr deprimierend sein, sich zu wiegen, weil du fälschlicherweise denkst: *Na toll, das geht ja gar nicht voran.*

Denk immer daran, wie du einem kleinen Kind das Laufen beibringen würdest. Du würdest es schon anfangen zu loben, wenn es sich selbstständig hinsetzen und aufstehen kann, nicht erst dann, wenn es die ersten richtigen Schritte macht! Wenn du ein kleines Kind nicht feierst, das zum ersten Mal aufsteht, oder wenn du es dafür belächelst, dass es gleich wieder auf seinem Windelpopo landet, wird es höchstwahrscheinlich schnell entmutigt sein.

Grund Nr. 3: Dein Gewicht unterliegt ständigen Schwankungen.

Dein Gewicht schwankt einfach mal so, und zwar ohne dass du an Fett zugenommen hast, von einem Tag auf den anderen um bis zu drei Kilo. Das kann aufgrund von ganz natürlichen Prozessen wie physiologischen Wassereinlagerungen und deiner Verdauung passieren. Wenn du morgens auf der Waage stehst und zwei Kilo mehr wiegst, ist es sehr wahrscheinlich, dass du einen neuen Glaubenssatz entwickelst: *Ich kann meinem Körper nicht vertrauen!* Dann fällst du ganz schnell wieder in den Verzicht- und Diätmodus.

Grund Nr. 4: Kontrolle ist das Gegenteil von Vertrauen.

Stell dir vor, du hättest jeden Tag Angst, dass die Decke deiner Wohnung einstürzt. Glaubst du, du könntest dich noch auf irgendetwas anderes in deiner Wohnung konzentrieren, geschweige denn in Ruhe dein Essen genießen? Ich glaube kaum. Wenn du dich ununterbrochen kontrollierst – sei es durch Kalorienzählen oder durch tägliches Wiegen –, wird es schwer, dich auf deine Intuition zu verlassen, weil du dich andauernd im Stressmodus befindest und mit einem chronisch erhöhten Cortisolspiegel herumläufst. Intuitives Essen bedeutet, dir zu 100 Prozent zu vertrauen. Kontrolle ist das Gegenteil von Vertrauen. Natürlich schlanke Menschen vertrauen einfach. Genau wie sie wissen, dass es relativ unwahrscheinlich ist, dass ihnen die Wohnzimmerdecke auf den Kopf fällt, sind sie auch davon überzeugt, dass ihr Körper sein Gewicht problemlos halten wird.

Grund Nr. 5: Kontrolle triggert dein Diät-Ich.

Dein Diät-Ich macht nichts lieber, als sich den lieben langen Tag zu kontrollieren und einen Kopf darum zu machen, ob die letzte Essensentscheidung richtig oder falsch war. Ich weiß noch genau, wie ich früher beim Essen ständig die Kalorien zusammenrechnete und überschlug, ob ich durch diese Mahlzeit zunehmen würde. Von Genuss konnte keine Rede sein. Ich nahm mein Essen nicht mehr richtig wahr, nur die Kalorienzahl, die dahinterstand, und wie sich meine Nahrungsaufnahme am nächsten Tag auf der Waage bemerkbar machen würde. Ich hatte fürchterliche Angst davor, weshalb ich mich umso häufiger kontrollierte. Und mein wahres Ich hatte keine Chance!

Vielleicht fragst du dich, ob du dich in Zukunft gar nicht mehr wiegen darfst. Ich werde dir sicherlich nichts verbieten und wünsche dir, dass du dich zukünftig auf die Waage stellen kannst, ohne deine Stimmung davon abhängig zu machen. Allerdings empfehle ich dir, dich gerade in den ersten Wochen des intuitiven Essens **nicht** zu wiegen, um in aller Ruhe Erfahrungen zu sammeln. Ich selbst verkaufte tatsächlich meine Waage irgendwann, da ich keine Lust mehr auf die ständige Kontrolle und Anspannung rund um mein Körpergewicht hatte. Außerdem stellte ich fest, dass mich regelmäßiges Wiegen wieder zurück in die Diätmentalität warf – was früher oder später automatisch eine Gewichtszunahme bedeutete. Das Wichtigste aber ist: Dein Wohlfühlgewicht ist viel mehr als eine Zahl auf der Waage.

Ich empfehle dir, dein Körpergewicht von heute an nicht mehr als Maßstab deines Erfolgs zu verstehen, sondern vielmehr dein Gefühl für deine körpereigene **Gesundheit.** Ich habe zum Beispiel die Erfahrung gemacht, dass ich in Phasen, in denen ich mehr Sport treibe, immer ein wenig zunehme und dabei trotzdem gesünder und damit besser aussehe.

Ein wirklich guter Erfolgsmaßstab ist in meinen Augen dein **Spiegelbild,** und zwar am besten, wenn du nackt bist. Mit den Mentalübungen wirst du zuerst deine Sichtweise auf deinen Körper verändern und dich schöner und schlanker »sehen«. Als Folge deines neuen Körpergefühls wird sich dann auch dein Körper verändern. Der beste Indikator, dass du auf dem richtigen Weg bist, ist, wenn du dein Wohlfühlgewicht erreichst, aber dich nicht so sehr wie in Diätzeiten darüber freust – weil es sich einfach normal anfühlt.

Auch dein **Wohlbefinden** zeigt dir an, dass du Erfolg hast. Sobald du dich wohler mit deinem Körper und deinem Essverhalten fühlst, kannst du davon ausgehen, dass du auf dem richtigen Weg bist.

Ich dokumentierte insbesondere zu Beginn meiner Reise, aber auch zwischendurch jedes einzelne Erfolgserlebnis in meinem Smartphone und in meinem Tagebuch. Und damit meine ich nicht den Verlust meiner Kilos auf der Waage, sondern zum Beispiel Momente, in denen ich meinen Hunger eindeutig spürte oder mich wohler in meiner Haut fühlte. Das bestärkte meinen positiven Realitätskreislauf derart, dass ich mich bald in einer guten Aufwärtsspirale befand und gar nicht anders konnte, als erfolgreich intuitiv zu essen.

Übrigens: Der »perfekte Körper« ist nichts wert, wenn du dich von innen heraus schlecht fühlst. Glaub mir, ich spreche aus Erfahrung! Und ich kenne »perfekt aussehende« Frauen, die in einem riesigen inneren Mangel leben und in Tränen ausbrechen, wenn sie sich im Spiegel betrachten.

Selbstreflexion kann auf deiner Reise sehr hilfreich sein. Wenn du dir angewöhnst, deine Fortschritte wohlwollend zur Kenntnis zu nehmen, machst du den Erfolg noch wahrscheinlicher. Vor allem wenn es dir gelingt, auch Rückschlägen mit Freundlichkeit und Nachsicht zu begegnen, kannst du jedes Mal aus deinem Irrtum lernen und dich schneller entwickeln.

Für den Anfang deiner Reise ist es hilfreich, wenn du dir eine Checkliste erstellst, die du jeden Abend durchgehst. Folgende Fragen können dir helfen, dich positiv zu reflektieren:

1. Stand ich heute bewusst mit meinem Körper in Verbindung?
2. Habe ich bei Hunger gegessen?
3. Habe ich das gegessen, was mir schmeckt und guttut?
4. Habe ich langsam und achtsam mein Essen genossen?

5. Habe ich bei Sättigung aufgehört?
6. Habe ich genug getrunken?
7. Habe ich mich heute auf wohltuende Art und Weise bewegt?
8. Habe ich positiv gedacht und aus meinem Irrtum gelernt?

Wähle für deine Checkliste einfach intuitiv die Fragen aus, die dir helfen, dich zu reflektieren.

Die Angst vor der Gewichtszunahme

Wenn es dir ähnlich geht wie meinem alten Diät-Ich, schlummert tief in dir die Angst, zuzunehmen, wenn du dir wieder erlaubst, alles essen zu dürfen und dich in Bezug auf deinen Körper endlich zu entspannen. Wie du weißt, gibt es ein Problem bei dieser Angst: Sie zieht ausgerechnet die Dinge in dein Leben, die du fürchtest. Erinnerst du dich an meine Kindheitsfreundin mit der Spinnenphobie und an die Alarmanlage in deinem Gehirn namens ARAS? Ich selbst habe das bereits mehrfach am eigenen Leib erfahren und durch meine Angst zuzunehmen *tatsächlich* zugenommen.

Vielleicht ist dir das Gerücht zu Ohren gekommen, dass man durch intuitives Essen anfangs erst einmal zunimmt. In vielen Onlineforen über intuitives Essen berichten Menschen von einer anfänglichen Gewichtszunahme. Ich persönlich habe die Erfahrung gemacht, dass sich die Wahrscheinlichkeit für eine anfängliche Gewichtszunahme durch das mentale Training deutlich verringern lässt, da du die 90 Prozent deiner unbewussten Entscheidungen positiv veränderst. Dadurch ist der Anteil, der anfänglich zunimmt, in meinem *intueat*-Programm sehr gering und auch nur vorübergehend, da sich das Gewicht im Laufe der Zeit beim Idealgewicht einpendelt. Der weitaus größere Teil meiner Teilnehmerinnen verliert direkt oder nach ein paar Wochen bereits an Gewicht. Natürlich ist es dafür notwendig, das Programm konsequent zu absolvieren.

Da die Angst vor der Zunahme für viele ein großes Thema ist, möchte ich dir eine Abbildung zeigen, die dir helfen wird, die Vorgänge in deiner Psyche zu verstehen.

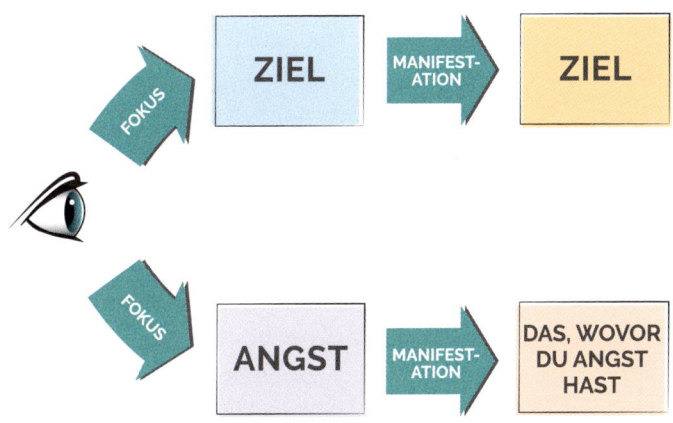

Lass mich dir erst einmal erklären, in welchen Fällen du mit einer vorübergehenden Gewichtszunahme rechnen kannst und wieso diese sogar heilsam sein kann.

Typische »Risikofaktoren« für eine anfängliche Gewichtszunahme beim intuitiven Essen sind:

1. *Extremes Diätverhalten:* Wenn du vor deiner Entscheidung zum langfristigen Wohlfühlgewicht ein extremes Diätverhalten an den Tag gelegt hast, kann es sein, dass das Pendel erst einmal in die andere Richtung ausschlägt und du zu Beginn sehr viele Gelüste und Heißhunger erleben wirst. Gib deinem Stoffwechsel ein wenig Zeit, sich von deiner Diätvergangenheit zu erholen, und deinen Geschmacksnerven die Chance, ganz bewusst all die Lebensmittel zu genießen, die du dir lange Zeit verboten hast. Vielleicht wirst du feststellen, dass sie nur halb so schmackhaft sind, wie du sie dir in deinen Verzichtgedanken ausgemalt hast. Es ist okay, wenn du erst einmal wieder das volle Sortiment an Nahrungsmitteln entdeckst,

und es ist auch in Ordnung, dabei ein bisschen zuzunehmen. Du wirst die paar Kilos schnell wieder verlieren, wenn du dir die Erlaubnis gibst, auf deine Intuition zu hören und mithilfe von mentalem Training die richtige Basis zu schaffen.

2. *Untergewicht:* Wenn du zuvor weniger gewogen hast, als es deinem genetischen Ideal entspricht, ist es vollkommen normal, dass du durch intuitives Essverhalten zunimmst. In diesem Fall ist es ganz besonders wichtig, dass du eine Vision von deinem gesunden Wohlfühlgewicht kreierst und dein Körperbild behutsam heilst.

3. *Emotionales Essverhalten:* Wenn du aus emotionalen Gründen zum Essen greifst oder aus emotionalen Gründen hungerst und anschließend mit Heißhunger dafür bezahlst, ist es zunächst schwierig, die Stimme deines Körpers und deinen wahren körperlichen Hunger zu hören. Die Übungen zum Thema Selbstannahme und zum Umgang mit Emotionen werden dir dabei helfen, dein emotionales Essverhalten zu lösen und wieder mit deinen Gefühlen in Kontakt zu kommen.

Es klingt unglaublich, aber eine vorübergehende Gewichtszunahme kann sogar heilsam sein. Wenn du am Anfang also wirklich ein bisschen zunimmst, mach dir deswegen keine Sorgen. Betrachte es vielmehr aus dieser Perspektive: *Es wird der letzte Jo-Jo-Effekt deines Lebens sein.* Wie bei Zahnschmerzen kann die Gewichtszunahme zu einem hilfreichen Symptom werden und dir einen Hinweis geben, wo bei dir die »entzündete Wurzel« deines Gewichtsproblems liegt. Wenn du diese Wurzel erst einmal gefunden und behandelt hast, musst du nie wieder Diät halten und weder mit dem Jo-Jo-Effekt noch mit den vielen anderen unschönen Nebenwirkungen leben.

Die wirkliche Heilung meines Essensthemas konnte auch bei mir erst in dem Moment erfolgen, als ich meinem Körper die Entscheidung überließ, sich sein Gewicht selbst auszusuchen. Mein Essverhalten entspannte sich wieder von innen heraus, und ich kann mein wahres Hungergefühl heute spüren, sodass ich mein Wohlfühlgewicht halte – ohne ständig Panik davor zu haben, wieder zuzunehmen.

Um dir noch ein wenig mehr die Angst vor einer vorübergehenden Zunahme zu nehmen, kannst du dir die Frage stellen: *Was ist das Schlimmste, was mir passieren kann, wenn ich vorübergehend zunehme?*

Als ich mir damals diese Frage stellte, erkannte ich ziemlich schnell, dass sich in meinem Leben eigentlich überhaupt nichts ändern würde. Meine Beziehung mit Marc würde definitiv nicht darunter leiden, und ich weiß auch, dass allen Menschen, die mir wichtig sind, mein Gewicht vollkommen egal ist. Wenn deine Liebesbeziehung jedoch wegen deiner vorübergehenden Gewichtszunahme kriseln würde, wird es höchste Zeit für ein paar ernste Gespräche.

Stell auch du dir also die Frage: Was würde passieren, wenn du vorübergehend zunimmst? Wäre das wirklich so schlimm? Oder wäre es das wert, um dein langfristiges Wohlfühlgewicht zu erreichen? Denk auch einmal darüber nach, wie schön dein Leben wäre, wenn du deinen Selbstwert nicht mehr von deinem Gewicht abhängig machen müsstest.

Die wichtigste Botschaft dieses Kapitels für dich ist: Sobald du dir die 100-prozentige Erlaubnis gibst, dass es okay ist, zuzunehmen, und dass dies deinen Wert als Mensch nicht mindern wird, lassen die Spannung und der Druck rund um dein Essverhalten endlich nach. Du kannst so viel besser auf deine Intuition hören und sogar schneller dein Ziel erreichen.

Vom Sport-Zwang zur Wohlfühlbewegung

Dein Körper braucht Bewegung – auf der einen Seite als ureigenes Bedürfnis, auf der anderen Seite, um effektiv Stress abzubauen. Denn durch Bewegung können die körpereigenen Stresshormone auf eine gesunde Art und Weise reduziert werden.

Weil das Thema »Bewegung« neben dem Essen eines der am meisten fehlinterpretierten Themen ist, möchte ich an dieser Stelle etwas intensiver darauf eingehen. Denn viele Menschen setzen sich mit Sport unter Druck und schaden ihrem Körper eher, anstatt ihm Gutes zu tun. Sport kann, falsch angewandt, deinem Wohlfühlgewicht im Weg stehen. Vielleicht denkst du jetzt: *Wie kann das denn sein? Beim Sport verbrenne ich doch Kalorien!* Das ist grundsätzlich richtig, allerdings vergisst du dabei deine Psyche und den dir bestimmt wohlbekannten inneren Schweinehund.

Ich trieb früher Sport mit dem Ziel, möglichst viele Kalorien zu verbrennen. Teilweise nahm ich am Anfang sogar ab, aber dann passierten ein paar Dinge, die dafür sorgten, dass ich wieder zunahm – und zwar nicht Muskeln, sondern Körperfett.

1. Ich überforderte mich beim Sport.
Ich dachte früher: *Ohne Fleiß kein Preis!* Deshalb quälte ich mich oft beim Sport und hatte bald schon immer weniger Lust, mich zu bewegen. Wenn ich mich fünfundvierzig Minuten bis an meine Belastungsgrenze auf dem Crosstrainer abgemüht hatte, war ich den Rest des Tages völlig lethargisch und hatte keine Lust mehr, auch nur einen weiteren Schritt zu machen. Interessanterweise verbrennen wir den größten Teil unserer Kalorien nicht durch intensive Sporteinheiten, sondern durch Bewegung im Alltag – wie zum Beispiel einen Spaziergang zum Bäcker, Putzen, die Fahrradstrecke zur Arbeit oder Treppensteigen.

2. Ich entwickelte Heißhunger.
Da ich so intensiv Sport gemacht hatte, befand ich mich bei der Verbrennung oftmals im anaeroben Bereich. Das bedeutet, dass mein Körper kein Fett verbrannte, sondern Zucker. So sorgte ich in sicherer Regelmäßigkeit dafür, dass ich einen geradezu unkontrollierbaren Heißhunger entwickelte – obwohl ich eigentlich genau das Gegenteil beabsichtigte.

3. Ich verteidigte mein ungesundes Essverhalten.
Wenn ich mal zu viel gegessen hatte, sagte ich mir früher: *Ich mache zum Ausgleich einfach mehr Sport.* Oder ich ging absichtlich zum Training, um am Abend nach Lust und Laune über meinen Hunger hinaus zu schlemmen. Das Problem: Genau dadurch verstärkte ich mein unachtsames Essverhalten erst und aß unterm Strich viel mehr, als ich durch Sport verbrennen konnte. Während du sechzig Minuten auf dem Crosstrainer brauchst, um 600 Kalorien zu verbrennen, kannst du eine Tafel Schokolade mit derselben Kalorienanzahl in nur wenigen Minuten vertilgen.

4. Ich kämpfte gegen meinen Schweinehund.
Da ich mich immer wieder zum Sport quälte, obwohl ich eigentlich gar keine Lust darauf hatte, wurde mein Schweinehund irgendwann stärker als mein Wille. Was passiert dann? Ich gab nach, machte gar keinen Sport mehr und praktizierte an manchen Tagen trotzdem mein ungesund antrainiertes Essverhalten.

Wie du siehst: Das Thema Bewegung war in meinem Leben eine echte Großbaustelle. Doch es ist mir gelungen, es für mich zu lösen, und heute habe ich mehr Freude an der Bewegung und profitiere mehr von den vielen positiven Effekten als jemals zuvor!

Vielleicht hast auch du dich bisher zum Sport gezwungen und dich beim Training über deine Belastungsgrenze hinaus gequält.

Wie wäre es, wenn du, statt dich zu etwas zu zwingen, das dir keinen Spaß macht, von heute an Freude an Bewegung hättest und dadurch sogar deinen Stoffwechsel aktivieren würdest?

Es liegt auf der Hand, dass es hilfreich für dein Wohlfühlgewicht ist, wenn du dich regelmäßig bewegst. Dein Körper ist dafür gemacht. Wenn du den ganzen Tag nur auf der Couch herumliegst und durchs Fernsehprogramm zappst, wird es schwer, die wahren Signale deines Körpers zu spüren und dein echtes Hungergefühl zu entdecken. Allerdings ist es genauso schwierig, wenn du dir jeden Tag eine qualvolle und anstrengende Zehn-Kilometer-Joggingtour auferlegst. Es geht also darum, die richtige Balance zu finden. Und dafür gibt es ein ganz einfaches Prinzip, das du von heute an verinnerlichen solltest: **Bewegung sollte Spaß machen und sich gut anfühlen!**

Damit du dich auf eine gesunde Art bewegst, brauchst du dich nicht stundenlang im Fitnessstudio verausgaben oder bis zum Umfallen trainieren. Es reicht vollkommen aus, wenn du Bewegung in deinen Alltag integrierst und eine Sportart findest, die dir richtig Freude bereitet. Es geht dabei nicht darum, auf Teufel komm raus möglichst viele Kalorien zu verbrennen, sondern deinen Stoffwechsel zu aktivieren, ein besseres Körpergefühl zu entwickeln und positive Gefühle mit der körperlichen Aktivität zu verbinden. Denn wenn du dich bei Bewegung gut fühlst, ist die Wahrscheinlichkeit sehr groß, dass du sie wiederholst.

Denk immer daran, dass das Wort »wohlfühlen« bei Wohlfühlbewegung an erster Stelle steht! Solange du das im Hinterkopf hast, ist Bewegung die optimale Unterstützung auf deinem Weg zum Wohlfühlgewicht.

Ich habe damals angefangen mit kleinen Spaziergängen und bin irgendwann zum Joggen übergegangen. Heute ist Joggen neben Schwimmen meine liebste körperliche Betätigung, und ich genieße es sehr, bei Sonne über die Rheinbrücken zu laufen.

Die folgende Übung hilft dir dabei, neue Ideen für deine Wohlfühlbewegung zu entwickeln. Vielleicht wolltest du schon immer mal Inlineskaten, Tanzen oder Yoga ausprobieren? Jetzt ist die Zeit, Bewegung neu für dich zu entdecken!

Übung: Kurble deinen Stoffwechsel an!

Die folgenden beiden Fragen können dir dabei helfen, Wohlfühlbewegung neu für dich zu entdecken.

1. Auf welche Art könntest du mehr Bewegung in deinen Alltag integrieren? (Beispiele: Treppe nehmen, kleine Strecken zu Fuß laufen oder mit dem Rad anstatt mit dem Auto fahren, nachmittags fünfzehn Minuten spazieren gehen, Telefonate beim Spazieren führen, zwei Stationen früher aus dem Bus aussteigen und nach Hause laufen …)

2. Welche Sportarten können dir dabei helfen, dass du deinen Körper mehr bewegst und dich besser fühlst? Welche Sportarten wolltest du schon immer mal ausprobieren? Finde heraus, was dir guttut! (Beispiele: Yoga, Schwimmen, Laufen, Walken, Inlineskaten, Tanzen, Turnen, Trampolinspringen, Boxen …)

6 Wie geht es jetzt weiter?

Nachdem du eine Menge zu den einzelnen Bereichen von Intu gelernt hast, möchte ich dir in diesem Kapitel noch zwei wichtige Sichtweisen mit auf den Weg geben, die dir dabei helfen werden, mit der richtigen inneren Einstellung deine Reise zum Wohlfühlgewicht anzugehen.

Alles, was du brauchst, steckt in dir

Vielleicht hast du schon einmal ein Kleinkind beobachtet, das unbeschwert das Leben genießt und dabei ganz sorgenfrei wirkt. Und so ist es tatsächlich: Du wirst vollkommen geboren. Als Baby weißt du ganz genau, wann du hungrig bist und wie viel du essen musst, um satt und glücklich zu sein. Du weißt, dass du wertvoll bist. Und wenn du in den Spiegel blickst, lachst du vergnügt und findest dich spitze, obwohl du kurze, speckige Arme und einen kugelrunden Bauch hast. Du magst dich einfach, genau so, wie du bist.

Du kannst gut mit deinen Gefühlen umgehen: Wenn du traurig bist, weinst du. Wenn du wütend bist, brüllst du. Wenn du glücklich bist, lachst du. Wenn dir langweilig ist, beschäftigst du dich mit deinem Spielzeug. Du würdest nicht auf die Idee kommen, etwas zu essen, obwohl du keinen Hunger hast. Diese Vollkommenheit, mit der du auf die Welt kommst, kannst du dir vorstellen wie ein inneres Strahlen, das in jedem von uns steckt.

Im Laufe deines Erwachsenwerdens wirst du dann von deinem Umfeld geprägt: Du sollst deinen Teller immer leer essen. Oder deine selbst gedichteten Lieder nicht so laut an der Supermarktkasse singen. Du sollst nicht heulen und lieber nett lächeln. Du fängst an, die Glaubenssätze der Gesellschaft oder deiner Eltern oder Erzieher zu übernehmen. Das können gute Glaubenssätze sein, wie zum Beispiel: *Ich kann laufen* oder *Ich kann mir selbst vertrauen*. Es können aber auch schlechte Glaubenssätze sein, wie zum Beispiel: *Ich bin nicht liebenswert, Ich bin dick* oder *Ich darf keine Gefühle zeigen*.

Diese hinderlichen Glaubenssätze kannst du dir vorstellen wie die Stangen eines Käfigs, die dein inneres Strahlen einengen. Je mehr Stangen du aufbaust, umso mehr wird dein Strahlen verdeckt und umso enger wird es in deinem Leben. Der Glaubenssatz-Käfig hindert dich also daran, dein Strahlen in die Welt zu bringen und deine Vollkommenheit zu leben.

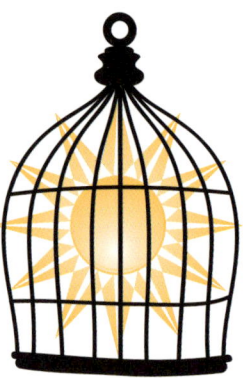

Als ich angefangen habe, dieses Buch für dich zu schreiben, hatte ich ein wichtiges Ziel. Nämlich dass du entdeckst, dass du in deinem Inneren bereits vollkommen und strahlend schön bist, um dann eine Stange deines Glaubenssatz-Käfigs nach der anderen zu entfernen.

Du hast im Laufe dieses Buches die Käfigstangen deines Diät-Ichs enttarnt und gelernt, wie du als Wohlfühl-Ich deine eigene Vollkommenheit erkennst. Du hast deine natürlichen Essgewohnheiten wiederentdeckt, die bereits seit deiner Geburt in dir angelegt sind, und du hast angefangen, dich von denjenigen Gewohnheiten und Glaubenssätzen (also Käfigstangen) zu befreien, die dich davon abhalten, intuitiv zu essen. Du hast gelernt, die

Verbindung zu deinen Gefühlen wiederaufzunehmen und auf die unglaubliche Weisheit deiner Emotionen zuzugreifen. Und du hast dich darin geübt, deinen Körper als vollkommen anzuerkennen und ihn dankbar und wertschätzend anzunehmen. Mit anderen Worten hast du dich auf den Weg gemacht, dein inneres Strahlen wiederzuentdecken und alles loszulassen, was es bislang noch verdeckt.

In den kommenden Wochen und Monaten wirst du merken, dass du vielleicht an der einen oder anderen Stelle noch von deinen unbewussten Käfigstangen zurückgehalten wirst. Zum Beispiel wenn du dich im Spiegel ansiehst und als zu dick empfindest. Oder wenn du beim Essen denkst: *Ich werde das niemals schaffen.*

Wie du seit Kapitel 1 weißt, bilden deine Glaubenssätze deine Realität und setzen einen mächtigen Kreislauf in Gang.

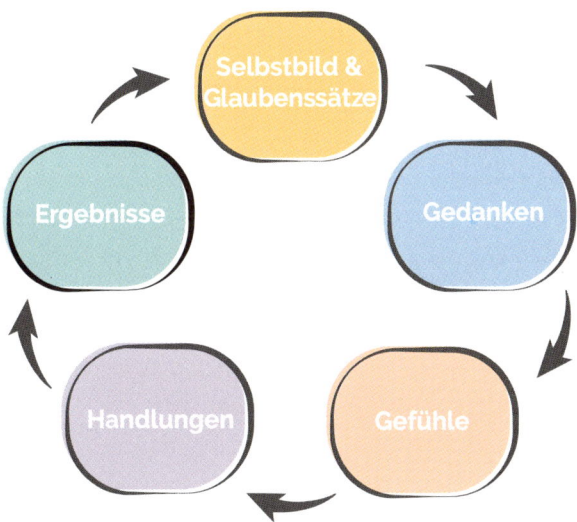

Ich möchte dir an dieser Stelle noch einige Fragen mit an die Hand geben, die dir in Momenten helfen werden, in denen du glaubst, es nicht schaffen zu können. Zu diesen Fragen hat mich Byron Katies Methode »The Work«[1] inspiriert.

Übung: Von Glaubenssätzen befreien

Wähle für diese Übung einen Glaubenssatz, der dich in deinem Leben immer wieder einengt. Zum Beispiel: *Ich bin zu dick* oder *Ich werde nicht geliebt*. Stelle dir dann nacheinander die folgenden Fragen:

1. Ist dieser Glaubenssatz wahr?
2. Kann ich mit einhundertprozentiger Sicherheit sagen, dass der Glaubenssatz wahr ist?
3. Wie fühle ich mich mit diesem Glaubenssatz? Wie sieht mein Leben in fünf Jahren aus, wenn ich ihn weiterhin beibehalte?
4. Wie fühle ich mich ohne diesen Glaubenssatz?
5. Was könnte ein bestärkender Glaubenssatz sein, den ich stattdessen übernehmen kann?

Lass uns das Ganze mal mit dem Glaubenssatz *Ich bin zu dick* üben.

1. Ist dieser Glaubenssatz wahr?
   Da ich dicker bin als die Topmodels, glaube ich, dass der Satz wahr ist.
2. Kann ich mit einhundertprozentiger Sicherheit sagen, dass der Glaubenssatz wahr ist?
   Nein, zu dick ist relativ. Zu dick für was? Ich kann leben und atmen, ich kann die Sonne genießen und Dinge in meinem Leben bewegen. Darum kann es sein, dass der Glaubenssatz vielleicht gar nicht wahr ist.
3. Wie fühle ich mich mit diesem Glaubenssatz? Wie sieht mein Leben in fünf Jahren aus, wenn ich ihn weiterhin beibehalte?
   Ich fühle mich schrecklich damit. Ich starte einen negativen Realitätskreislauf. In fünf Jahren werde ich weiter zugenommen haben.

4. Wie fühle ich mich ohne diesen Glaubenssatz?
Wunderbar befreit!
5. Was könnte ein bestärkender Glaubenssatz sein, den ich stattdessen übernehmen kann?
Ich bin jetzt schon richtig und liebenswert, so wie ich bin, und ich werde mein Wohlfühlgewicht in meinem Tempo erreichen!

Merkst du, welchen Unterschied diese einfachen Fragen machen? Ich finde sie sensationell und empfehle dir, sie immer dann anzuwenden, wenn du das Gefühl hast, in deinem Leben durch einen bestimmten Glaubenssatz eingeengt zu werden.

Natürlich ist es wichtig, den neuen, positiven Glaubenssatz nicht nur zu sagen, sondern auch zu verinnerlichen. Genau an dieser Stelle kommen die mentalen Trainings und Visualisierungsübungen ins Spiel. Wenn du zum Beispiel den Glaubenssatz *Ich bin richtig* verinnerlichen willst, empfehle ich dir die folgenden beiden Visualisierungsübungen: »Visualisiere dein Wohlfühl-Ich« aus Kapitel 2 und »Dein gesundes Körperbild« aus Kapitel 5.

Die Phasen des Lernens

An der einen oder anderen Stelle des Buches habe ich bereits erwähnt, dass es vollkommen normal ist, am Anfang deiner Reise zum Wohlfühlgewicht Irrtümer zu begehen. Es kann dir sogar so vorkommen, als ob sich deine Essgewohnheiten erst einmal verschlechtern, sobald du anfängst, auf sie zu achten. Dabei ist das ein ganz natürlicher Bestandteil deines Lernprozesses. Um das zu verdeutlichen, möchte ich dir die vier Phasen des Lernens vorstellen, die den natürlichen Lernprozess beschreiben.[2]

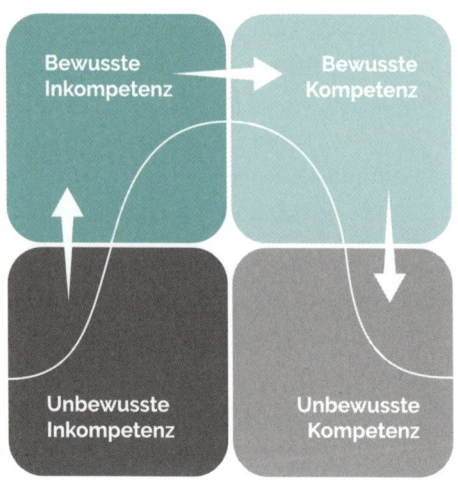

Phase 1: Unbewusste Inkompetenz

Die erste Phase in jedem Lernprozess ist die sogenannte unbewusste Inkompetenz. Das bedeutet, dass du etwas noch nicht kannst und dir dessen überhaupt nicht bewusst bist. Beim Autofahren ist das die Zeit, bevor du den Führerschein machst. Du sitzt auf der Rückbank und denkst: *Auto fahren ist doch einfach!*

Wahrscheinlich hast du dich in Bezug auf dein intuitives Essverhalten und dein Wohlbefinden in dieser Phase befunden, *bevor* du dieses Buch aufgeschlagen hast. Die Schwierigkeit der unbewussten Inkompetenz liegt auf der Hand: Da du nicht weißt, dass du etwas (also zum Beispiel das intuitive Essen) noch nicht kannst, kannst du auch nichts daran ändern. Da hilft auch die zwanzigste Diät nicht.

Phase 2: Bewusste Inkompetenz

In der zweiten Phase wirst du dir bewusst, dass du etwas noch nicht kannst. Das ist der Punkt, an dem du dich das erste Mal wirklich mit dem Thema beschäftigst. Beim Autofahren ist dieser Zeitpunkt zum Beispiel deine erste Fahrstunde.

Diese zweite Phase kann ganz schön anstrengend und frustrierend sein, denn du merkst, dass etwas, was möglicherweise leicht aussieht, eventuell gar nicht so einfach ist. Du machst viele Fehler und würdest am liebsten aufgeben. Beim intuitiven Essen kann es zum Beispiel sein, dass deine Essensentscheidungen noch von deinen Diätvorstellungen beeinflusst werden und du nicht auf deinen Körper hörst. Oder du versuchst unbewusst, möglichst wenig zu essen und bekommst dadurch irgendwann Heißhunger und Essanfälle. Auch ist es denkbar, dass du emotionalen Hunger mit echtem körperlichem Hunger verwechselst.

Wenn du vor dem Lesen dieses Buches mein *intueat*-Programm nicht absolviert oder noch nie etwas von meiner Methode gehört hast, befindest du dich momentan wahrscheinlich in dieser Phase.

Phase 3: Bewusste Kompetenz

Wenn du eifrig am Ball bleibst, kommst du irgendwann in die Phase der bewussten Kompetenz – das ist, wenn du zum ersten Mal merkst: *Wow, es funktioniert!* Erinnerst du dich an den Moment, an dem ich die halbe Löffelspitze Nuss-Nugatcreme weggelegt habe? Das war für mich der Eintritt in die bewusste Kompetenz. Ab hier fängt es an, richtig Spaß zu machen.

Phase 4: Unbewusste Kompetenz

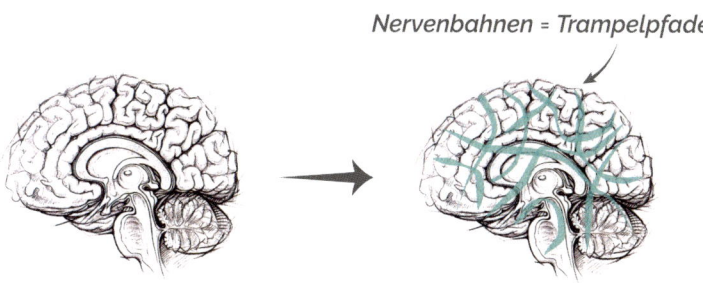

Nervenbahnen = Trampelpfade

Je länger du deine neuen Gewohnheiten übst, umso weniger musst du darüber nachdenken, wie du sie umsetzt. Sie werden zu unbewussten Gewohnheiten. Vielleicht erinnerst du dich noch an die Trampelpfade in deinem Gehirn, von denen ich zu Beginn gesprochen habe.

Unbewusste Kompetenz bedeutet also: Du kannst es einfach und musst nicht mehr darüber nachdenken. Auto fahren, zum Beispiel. Oder intuitiv essen. Dann bist auf dem besten Weg, zu einem natürlich schlanken Menschen zu werden!

Wie dir vielleicht aufgefallen ist, ist der kritische Punkt der Übergang von Phase 2 in Phase 3. Die meisten geben an dieser Stelle auf, weil sie ihre Fortschritte oftmals nicht bemerken und die Motivation nachlässt.

Es gibt einen wichtigen Schlüssel, der dir dabei helfen wird, diesen Übergang durchzustehen und endlich Erfolg zu haben. Nämlich dass du ein realistisches Ziel hast, das wie ein Polarstern in die richtige Richtung weist. Um deinen Polarstern zu definieren, möchte ich dir eine kurze Übung zeigen.

Übung: Dein realistisches Ziel

Schreib dein realistisches Ziel auf! Achte darauf, dass es den folgenden Ziel-Kriterien entspricht:

1. Es sollte realistisch sein (Zwanzig Kilo in zwei Wochen abnehmen ist nicht realistisch!)
2. Es sollte handlungsorientiert sein (Abnehmen ist nur ein Resultat, nicht die Handlung selbst.)
3. Es sollte messbar sein (zum Beispiel durch Zahlen).

Für mich war damals ein Ziel:

Ich möchte 90 Prozent der Zeit beim Essen das Gefühl haben, mit meinem Körper in Verbindung zu stehen. Ich möchte mich

90 Prozent der Zeit wohlfühlen, wenn ich mich im Spiegel anschaue oder in Badekleidung am Strand entlanglaufe.

Da ein Ziel sehr individuell ist, empfehle ich dir, jetzt dein persönliches Ziel aufzuschreiben – hier oder in deinem Notizheft. Nimm dir ruhig ein paar Minuten Zeit, um dein Ziel in Ruhe zu reflektieren und festzulegen. Du kannst es im Laufe der Zeit auch anpassen, wenn du merkst, dass es notwendig ist.

_____

_____

_____

_____

Stell dir im Anschluss folgende Fragen:
1. Warum ist dieses Ziel wichtig für mich?

_____

_____

_____

_____

2. Wie werde ich mich fühlen, wenn ich das Ziel erreicht habe?

_____

_____

_____

_____

3. Was wird sich dadurch für mich und mein Leben verändern?

___

___

___

___

4. Was wird es für andere Menschen und ihr Leben bedeuten?

___

___

___

___

5. Welcher Mensch darf ich sein/werden, um dieses Ziel zu erreichen?

___

___

___

___

Deine weitere Reise

Wow, wir sind am Ende des Buches angekommen, und du kannst unendlich stolz auf dich sein. Zu Beginn habe ich dir erklärt, dass dieses Buch mehr sein wird als die Reise zu deinem Wohlfühlgewicht: nämlich die Reise zu dir selbst.

Jedes Jahr werden viele Millionen von Euro ausgegeben, um dich glauben zu lassen, dass der richtige Weg zum Glück und zum Wohlfühlgewicht irgendwo im Außen liegt. Im neuesten Diätplan, im anstrengendsten Fitnessprogramm oder in den teuersten Schönheitspülverchen. Dabei steckt alles, was du für dein Glück und dein Wohlbefinden brauchst, bereits in dir. Mit diesem Buch habe ich dir nicht nur ein Reiseticket zu dir selbst überreicht, sondern auch einen Kompass, der dir Orientierung gibt, wenn du mal zweifelst.

Nun, da du erkannt hast, dass dein Körper der einzig wahre und verlässliche Experte ist, den du befragen solltest, und dass du selbst die Verantwortung dafür trägst, mit ihm zusammenzuarbeiten, kannst du tatsächlich etwas verändern und jeden Tag mehr und mehr dein Wohlfühl-Ich werden. Du hast dich für den in meinen Augen einzig sinnvollen und nachhaltigen Weg entschieden, wenn du dich wirklich wieder rundum wohlfühlen möchtest und mit dem Thema Essen und Figur Frieden schließen möchtest.

Aus Erfahrung kann ich dir sagen, dass du für diese Reise belohnt wirst. In Bezug auf deinen Körper warten auf dich dein langfristiges Wohlfühlgewicht, eine bessere Gesundheit und mehr körperliche Energie. In Bezug auf dein Wohlbefinden erwartet dich, dass du dich endlich wieder rundum wohlfühlst in deiner Haut und das Gefühl hast, in deinem eigenen Körper zu Hause zu sein, anstatt fremden Idealen hinterherzuhecheln.

Ich hoffe, dass dir dieses Buch an der einen oder anderen Stelle die Augen öffnen konnte. Wie du weißt, ist es meine Mission, so vielen Menschen wie möglich die Verantwortung für ihre Gesundheit wiederzugeben und ihnen dabei zu helfen, sich mit ihrem Essverhalten und ihrem Körper wieder wohlzufühlen. Falls dir dieses Buch geholfen hat und du diese Mission unterstützen möchtest, würde ich mich sehr freuen, wenn du dir eine Minute Zeit nimmst, um mir eine Bewertung auf einer Online-Buchplattform deiner Wahl zu hinterlassen. Vielen Dank dafür!

Möglicherweise fragst du dich, wie du nun weitermachen sollst. Ich empfehle dir, intuitiv zu entscheiden. Vielleicht ist für dich das Wissen aus Kapitel 2 besonders wertvoll, also dass Diäten nicht funktionieren und dass dein Wohlfühl-Ich-Mindset dich langfristig glücklich machen wird. Möglicherweise ist für dich aber auch Kapitel 3 mit den vier Grundsätzen zum intuitiven Essen das Wichtigste, und du entdeckst mithilfe der Grundsätze und des Essspektrums dein Hungergefühl wieder neu. Oder aber Kapitel 4, der Umgang mit dem emotionalen Hunger, ist für dich der entscheidende Durchbruch, der nicht nur dein Essverhalten, sondern auch dein emotionales Erleben und den Umgang mit deinen Gefühlen ganz neu definiert.

Vielleicht ist es aber auch Kapitel 5, welches dir besonders im Gedächtnis bleibt, der Wandel deines Körperbilds von Körperscham zu dankbarer Annahme und Wohlgefühl.

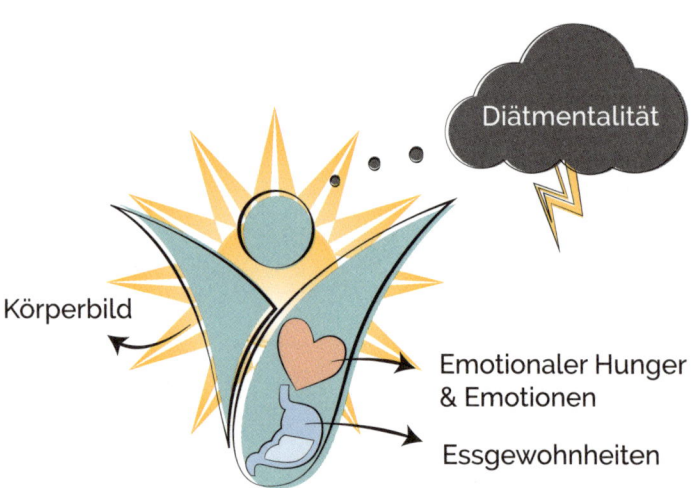

Für mich war jedes Kapitel ein wichtiger Meilenstein auf meiner Reise, und ich empfehle dir, intuitiv zu entscheiden, in welchem du momentan das größte Potenzial für dich siehst. Falls du das Gefühl hast, dass du noch mehr Unterstützung von mir auf deiner Reise zum Wohlfühlgewicht benötigst, habe ich auf der übernächsten Seite eine kleine Überraschung für dich vorbereitet.

Zum Schluss möchte ich dir noch einmal aus tiefstem Herzen danken. Ich danke dir, dass du so mutig bist, diesen Weg für dich zu gehen. Ich danke dir, dass du die Offenheit hast, Dinge zu hinterfragen, die in unserer Gesellschaft als »normal« bezeichnet werden. Ich danke dir, dass du mir dein Vertrauen geschenkt und dich auf die ersten Schritte deiner Reise eingelassen hast.

Du hast es verdient, dich wieder rundum wohlzufühlen. Du hast es verdient, bei den Themen »Essen« und »Figur« endlich ein wunderschönes Happy End zu erleben, das kein wirkliches Ende ist, sondern für immer anhalten wird, wenn du es zulässt. Du hast es verdient, zu lachen, zu tanzen, am Strand zu liegen und dich schön zu fühlen. Du hast es verdient, das Eis mit Sahne zu genießen und ein Vorbild zu sein. Ein Vorbild für all die Menschen, die im Moment noch tief im Diätwahn stecken – und für alle, die dank dir niemals in den Diätwahn kommen sollen.

Es war mir eine Ehre, dich mit diesem Buch ein Stück auf deiner Reise zu begleiten.

Alles Liebe

Deine Mareike ♡

Meine Überraschung für dich!

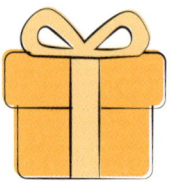

Ein Buch ist meiner Meinung nach der beste Weg, um in ein neues Thema einzusteigen und einen möglichst guten Überblick zu bekommen. Aus persönlicher Erfahrung kann ich allerdings sagen, dass zusätzliche Hilfestellungen neben dem Buch hilfreich sein können, um das gelernte Wissen auch konkret Schritt für Schritt in seinem eigenen persönlichen Leben umzusetzen.

Wie du bereits weißt, habe ich genau aus diesem Grund das *intueat*-Online-Programm entwickelt, bei dem ich dich gemeinsam mit meinem Team und einer wunderbaren Community voller Wohlfühlmenschen an die Hand nehme und mit dir gemeinsam den Weg gehe, der dich so effektiv und sicher wie nur möglich deinen Zielen näher bringt.

Ich würde mich freuen, wenn ich dich auch über dieses Buch hinaus auf deiner Reise zum Wohlfühlgewicht begleiten dürfte. Aus diesem Grund habe ich einen Schnupperkurs erstellt, bei dem du am eigenen Körper spüren kannst, wie effektiv das mentale Training für deine Gewohnheitsumstellung zur intuitiven Esserin und zum Wohlfühlmenschen ist.

Wenn du möchtest, kannst du dir deinen Zugang zu meinem intueat-Schnupperkurs als Buchleserin mit folgendem Zugangscode vollkommen kostenlos freischalten. Der Zugangscode lautet: **dubistwertvoll**

Melde dich jetzt an: www.intueat.de/schnupperkurs

Ich freue mich auf dich!

Danksagung

Hinter jeder erfolgreichen Frau steht ein starker Mann ☺ Hinter mir steht ein ganz besonders starker Mann: Der Arzt, dem die Frauen vertrauen. Ich danke dir, lieber *Marc*, für die Liebe zwischen uns, für unsere Zusammenarbeit als Team, und für jeden Moment, den wir gemeinsam verbringen!

Ich bedanke mich bei *Kerstin* und dem gesamten *intuMIND-Team* für ihre Arbeit an unserer Vision, Menschen die Verantwortung für ihre Gesundheit zurückzugeben.

Danke an jede einzelne *Teilnehmerin meines intueat-Programms*. Ihr habt mir in den letzten Jahren gezeigt, was wirklich wichtig ist für den Erfolg auf dem Weg zum Wohlfühl-Ich.

Danke, *Mama*, dass du mir dein Schreibtalent und die kreative Ader mitgegeben hast, und danke, *Vati*, dass du, seitdem ich klein bin, meinem Elefanten immer wieder sagst: *Du bist gut! Du kannst das!*

Danke an *Stefanie*, für die Tag- und Nachtschichten, in denen du mir beigestanden hast, und für deinen unglaublichen Einsatz an diesem Buch.

Danke an *Tara, Verena, Marie-Christin, Linda, Mandy* und *Annika* für die zahlreichen Stunden, die ihr das Manuskript Probe gelesen habt.

Danke an meine Freundinnen *Merit* und *Tina*, meinen Lieblingscoach *Constanze* sowie an meine drei Schwestern *Mita, Meene* und *Minde*, dass ihr mir helft, mich selbst nicht zu vergessen in all dem, was ich mache.

Danke an meinen Doktorvater *Prof. Korbmacher*, dass Sie mir das wissenschaftliche Arbeiten bei wichtigen Themen beigebracht haben.

Danke an *Carlo Günther, Regina Denk, Lisa, Stefanie, Tamara, Sabine* und das gesamte *Team von Droemer Knaur*, dass ihr von der ersten Sekunde an an dieses Buch geglaubt und euer Herzblut in dieses Buch gesteckt habt.

Übersicht über alle Übungen

Kapitel 1
Selbsttest: Welcher Essenstyp bist du? 32

Kapitel 2
Selbsttest: Wie ausgeprägt ist deine Diätmentalität? 38
Übung: Selbstverpflichtungserklärung 59
Übung: Der Schmerz deines Diät-Ichs 71
Übung: Die Freude deines Wohlfühl-Ichs 72
Übung: Visualisiere dein Wohlfühl-Ich 73

Kapitel 3
Übung: Ein achtsamer Moment 79
Übung: Steige in deinen Körper ein 80
Übung: Wann isst du? 82
Übung: Erkunde dein Durstgefühl. 87
Übung: Hallo, Hunger! 91
Übung: Was isst du momentan? 95
Übung: Weise Essensentscheidungen treffen 99
Übung: Wie isst du? 104
Übung: Wann hörst du auf?. 110

Kapitel 4
Übung: Umgang mit negativen Emotionen 133

Kapitel 5
Übung: Stell deine Filter neu ein! 154
Gedankenreise: Ein einzigartiges Geschenk. 158
Übung: Verändere dein Körperbild 166
Übung: Dein gesundes Körperbild 168
Übung: Kurble deinen Stoffwechsel an! 181

Kapitel 6
Übung: Von Glaubenssätzen befreien 186
Übung: Dein realistisches Ziel 190

Literaturverzeichnis

1 Einleitung

1. Anderson, L. M., Reilly, E. E., Schaumberg, K., Dmochowski, S., Anderson, D. A. (2015). Contributions of mindful eating, intuitive eating, and restraint to BMI, disordered eating, and meal consumption in college students. Eat Weight Disord. Aug 5.
2. Hawks, S. T., et al. The relationship between intuitive eating and health indicators among college women. Am. J. Health Educ. 2006;26:322–324.
3. Ellis, J., Galloway, A. T., Webb, R. M., Martz, D. M., Farrow, C. V. (2016). Recollections of pressure to eat during childhood, but not picky eating, predict young adult eating behavior. Appetite. 97:58–63. doi: 10.1016/j.appet.2015.11.020.
4. Hawks, S. T., et al. The relationship between intuitive eating and health indicators among college women. Am. J. Health Educ. 2006;26:322–324.
5. Anderson, L. M., Reilly, E. E., Schaumberg, K., Dmochowski, S., Anderson, D. A. (2015). Contributions of mindful eating, intuitive eating, and restraint to BMI, disordered eating, and meal consumption in college students. Eat Weight Disord. Aug 5.
6. Tylka, T., Kroon Van Diest, A. The Intuitive Eating Scale-2: item refinement and psychometric evaluation with college women and men. J Counsel Psych. 2013;60:137–153.
7. Carbonneau, E., Carbonneau, N., Lamarche, B., et al. Validation of a French-Canadian adaptation of the Intuitive Eating Scale-2 for the adult population. Appetite. 2016;105:37–45.
8. Dockendorff, S., Petrie, T., Greenleaf, C., et al. Intuitive Eating Scale: an examination among early adolescents. J Counsel Psych. 2012;59: 604–611.
9. Anderson, L. M., Reilly, E. E., Schaumberg, K., Dmochowski, S., Anderson, D. A. (2015). Contributions of mindful eating, intuitive eating, and restraint to BMI, disordered eating, and meal consumption in college students. Eat Weight Disord. Aug 5.

10 Richardson, A. (1967). Mental practice: a review and discussion part I. Research Quarterly. American Association for Health, Physical Education and Recreation, 38(1), 95–107.
11 Bandler, R., Roberti, A., Fitzpatrick, O. (2015). Die ultimative Einführung in NLP: Werkzeuge für ein erfolgreiches Leben.
12 Szegedy-Maszak, M. (2005). Mysteries of the mind. US news & world report.
13 Neumark-Sztainer, D., Wall, M., Story, M., & Standish, A. R. (2012). Dieting and unhealthy weight control behaviors during adolescence: associations with 10-year changes in body mass index. Journal of Adolescent Health, 50(1), 80–86.

2 Vom Diät-Ich zum Wohlfühl-Ich

1 Garzorz-Stark, N. (2008). BASICS Neuroanatomie.
2 Bommas-Ebert, U., Teubner, P., Voß, R. (2011). Kurzlehrbuch Anatomie: und Embryologie.
3 Garzorz-Stark, N. (2008). BASICS Neuroanatomie.
4 Bommas-Ebert, U., Teubner, P., Voß, R. (2011). Kurzlehrbuch Anatomie: und Embryologie.
5 Wittchen, H. U., & Hoyer, J. (2011). Klinische Psychologie & Psychotherapie (Vol. 1131). Heidelberg: Springer. Seite 292, 1041
6 van Strien, T. (2018). Causes of emotional eating and matched treatment of obesity. Current diabetes reports, 18, 1–8.
7 Sumithran, P., Prendergast, L. A., Delbridge, E., Purcell, K., Shulkes, A., Kriketos, A., & Proietto, J. (2011). Long-term persistence of hormonal adaptations to weight loss. New England Journal of Medicine, 365(17), 1597–1604.
8 Neumark-Sztainer, D., Wall, M., Story, M., & Standish, A. R. (2012). Dieting and unhealthy weight control behaviors during adolescence: associations with 10-year changes in body mass index. Journal of Adolescent Health, 50(1), 80–86.
9 Fothergill, E., Guo, J., Howard, L., Kerns, J. C., Knuth, N. D., Brychta, R., Hall, K. D. (2016). Persistent metabolic adaptation 6 years after »The Biggest Loser« competition. Obesity, 24(8), 1612–1619.
10 Ehlert, U., Känel, R. (2010). Psychoendokrinologie und Psychoimmunologie. Kapitel 7.2.1.
11 Ehlert, U., Känel, R. (2010). Psychoendokrinologie und Psychoimmunologie. Kapitel 7.3.2.

12 Ehlert, U., Känel, R. (2010). Psychoendokrinologie und Psychoimmunologie.
13 Ledochowski, M. (2010). Klinische Ernährungsmedizin. Kapitel 3, 4.2.2.
14 Ehlert, U., Känel, R. (2010). Psychoendokrinologie und Psychoimmunologie. Kapitel 7.4.
15 Ledochowski, M. (2010). Klinische Ernährungsmedizin. Kapitel 3.2.4.
16 Lüllmann-Rauch, R., Asan, E. (2018). Taschenlehrbuch Histologie.
17 Behrends, J., Bischofberger, J. (2012). Duale Reihe Physiologie. Kapitel 16.2.1.
18 Ehlert, U., Känel, R. (2010). Psychoendokrinologie und Psychoimmunologie.
19 Ledochowski, M. (2010). Klinische Ernährungsmedizin. Kapitel 3, 4.2.1.
20 Behrends, J., Bischofberger, J. (2012). Duale Reihe Physiologie. S. 400, S. 467
21 Ehlert, U., Känel, R. (2010). Psychoendokrinologie und Psychoimmunologie.
22 Kalm, L. M., Semba R. D. They starved so that others be better fed: remembering Ancel Keys and the Minnesota experiment., J Nutr. 2005 Jun;135(6):1347–52.
23 https://www.glamour.com/story/shocking-body-image-news-97-percent-of-women-will-be-cruel-to-their-bodies-today
24 Adolph, K. E., Whitney G. Cole, Meghana Komati, Jessie S. Garciaguirre, Daryaneh Badaly, Jesse M. Lingeman, Gladys L. Y. Chan, and Rachel B. Sotsky, New York University, APS Association for psychological science, »How Do You Learn to Walk? Thousands of Steps and Dozens of Falls per Day«, Received 9/5/08; Revision accepted 3/8/12.

3 Die vier Grundsätze der intuitiven Ernährung

1 Behrends, J., Bischofberger, J. (2012). Duale Reihe Physiologie. Kapitel 16.2.1.
2 Tribole, E. (2012). Intuitive Eating.
3 Davis, C. M. (1939). Results of the self-selection of diets by young children. Canadian Medical Association Journal, 41(3), 257.
4 Christoph M. J., Loth K. A., Eisenberg M. E., Haynos A. F, Larson

N., Neumark-Sztainer D. (2018). Nutrition Facts Use in Relation to Eating Behaviors and Healthy and Unhealthy Weight Control Behaviors. J Nutr Educ Behav. Mar;50(3):267–274.e1. doi: 10.1016/j.jneb.2017.11.001.
5   Quelle für das gesamte Kapitel: Weimann, Schütz, Ohlrich-Hahn, Fedders, Gründewald: Ernährungsmedizin, Ernährungsmanagement, Ernährungstherapie: interdisziplinärer Praxisleitfaden für die klinische Ernährung. (2019). Kapitel 1.

4 Emotionaler Hunger

1   Dr. Tina Petersen, https://intuitiv-gesund.de

5 Dein Körperbild

1   Etcoff, N., Orbach, S., Scott, J., & D'Agostino, H. (2006). Beyond stereotypes: Rebuilding the foundation of beauty beliefs [Findings of the 2005 Dove Global Study]. Retrieved June, 13, 2016.
2   Currie, C., Zanotti, C., Morgan, A., Currie, D., De Looze, M., Roberts, C., Barnekow, V. (2009). Social determinants of health and well-being among young people. Health Behaviour in School-aged Children (HBSC) study: international report from the 2009/2010 survey, 2010, 271.
3   Wittchen, H. U., & Hoyer, J. (2011). Klinische Psychologie & Psychotherapie (Vol. 1131). Heidelberg: Springer. Seite 292, 1041.
4   Placebo effects in medicine. New England Journal of Medicine, 373(1), 8–9.
5   Mechanisms of placebo pain reduction: an empirical investigation. Psychological Science, 7(3), 174–176.
6   Lindsley, D. B., Bowden, J. W., & Magoun, H. W. (1949). Effect upon the EEG of acute injury to the brain stem activating system. Electroencephalography and clinical neurophysiology, 1(1-4), 475–486.
7   https://www.britannica.com/science/information-theory/Physiology
8   Lipton, B. H. (1977). A fine-structural analysis of normal and modulated cells in myogenic cultures. Developmental biology, 60(1), 26–47.
9   Schmid, K. (2018). Kopfsache gesund: Die Wissenschaft entdeckt die Heilkraft der Gedanken.

6 Wie geht es jetzt weiter?

1. Byron; K., Mitchell, S. (2002). Lieben was ist. Wie vier Fragen Ihr Leben verändern können.
2. Oerter, R., Montada, L. (2002). Entwicklungspsychologie. Ein Lehrbuch.

Nutze diese Screensaver für dein Handy:

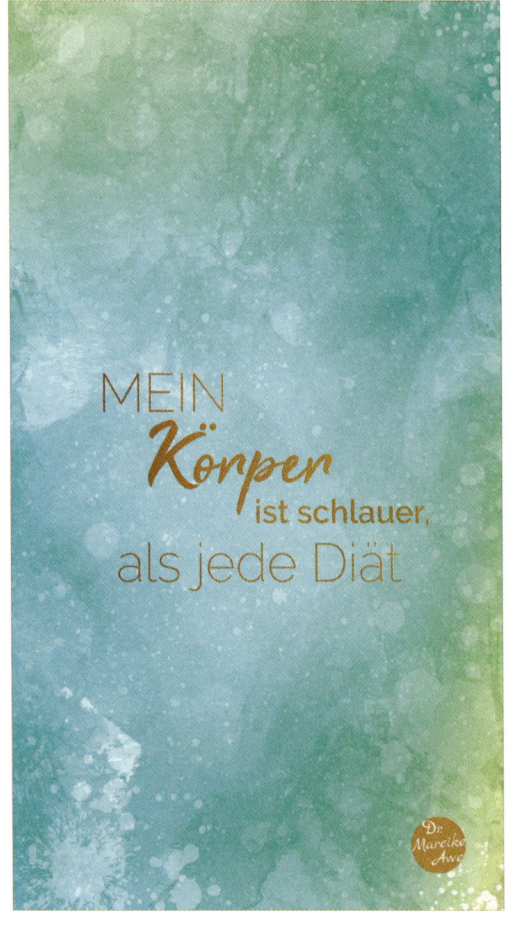

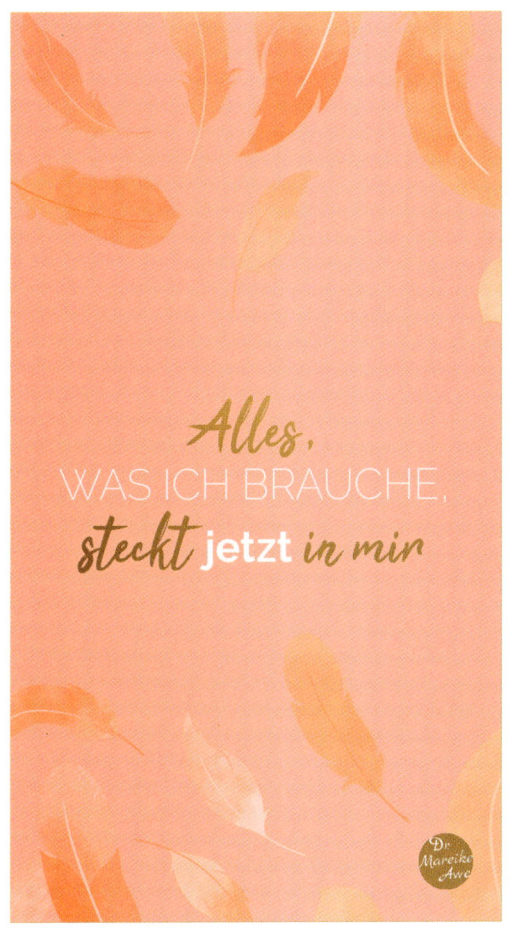

Fotografiere sie dir ab oder lade sie kostenlos herunter unter:

www.mareikeawe.de/buch-bonus